主审　胡　炯　姜维维
主编　潘引君　潘俊锋　朱仁义

# 养老机构清洁消毒操作规范

上海交通大学出版社
SHANGHAI JIAO TONG UNIVERSITY PRESS

**内容提要**

本书以养老机构服务需求为导向，在查阅大量国内外最新相关文献与资料，参考托幼、医疗等机构清洁、消毒与感控操作规程后，结合养老机构实际情况编写。本书涵盖了养老服务机构消毒感控基本知识、消毒设施设备、消毒药械使用、日常清洁与预防性消毒、常见感染性疾病防控、消毒监测等内容，图文并茂，内容丰富，实用性、指导性及实践操作性强。既可以用于培训教材，也可作为日常清洁消毒实操手册。

**图书在版编目（CIP）数据**

养老机构清洁消毒操作规范 / 潘引君，潘俊锋，朱仁义主编．— 上海：上海交通大学出版社，2023.12

ISBN 978-7-313-29447-0

Ⅰ．①养… Ⅱ．①潘… ②潘… ③朱… Ⅲ．①养老院－清洁卫生－技术操作规程②养老院－消毒－技术操作规程 Ⅳ．① R1-65

中国国家版本馆 CIP 数据核字（2023）第 175731 号

**养老机构清洁消毒操作规范**
**YANGLAO JIGOU QINGJIE XIAODU CAOZUO GUIFAN**

主　　编：潘引君　潘俊锋　朱仁义
出版发行：上海交通大学出版社　　地　　址：上海市番禺路951号
邮政编码：200030　　电　　话：021-64071208
印　　刷：常熟市文化印刷有限公司　　经　　销：全国新华书店
开　　本：880mm × 1230mm　1/32　　印　　张：4.625
字　　数：161千字
版　　次：2023年12月第1版　　印　　次：2023年12月第1次印刷
书　　号：ISBN 978-7-313-29447-0
定　　价：68.00元

# 编委会

主　审：胡　炯　姜维维

主　编：潘引君　潘俊锋　朱仁义

副主编：刘　天　何　帆　黎桂福

编　者（按姓氏笔画排序）：

王　武　王玉峰　叶开友　田　靓　冯志华

任志华　刘晓晓　杨雪锋　张志成　陈剑锋

范俊华　季晓帆　徐兴兴　戴燕丽

# 序

在“健康中国”大方针战略指导下，以上海为代表的超大型城市正逐步探索全球公共卫生最安全城市建设。在公共卫生体系建设中，养老机构作为高龄老人集中居住的场所，具有居住密度高、人群免疫力低下、感染性疾病发病率高及传播速度快等特点。如何采取有效的预防措施，科学应对未来可能发生的突发公共卫生事件挑战，是当下养老服务从业人员亟须面对的重点问题、难点问题，也是增强养老机构服务安全的重要话题。

鉴于此，上海市青浦区疾病预防控制中心协同养老机构实务工作者，以跨学科、跨专业、跨系统的专业团队共同编写了这本《养老机构清洁消毒操作规范》，重点聚焦老年人群的健康安全需求，系统梳理养老机构公共卫生应对优秀案例，以期为养老机构相关从业人员提供“专业、可读、实操”的清洁消毒蓝本。

本书以“单刀直入”的编写方式，以养老服务过程中突出的清洁、消毒、感染控制的实际问题为导向，逐项解释和说明日常养老服务过程中所直面的各类消毒操作与感染控制的管理要求。以图文并茂的形式，一步步、手把手地带领读者了解消毒与感染控制背后的专业知识，指导养老行业从业者如何想、如何做、如何管。用科学、专业的消毒感染控制技术，做好养老服务过程中的感染控制，消灭“看不见的敌人”，守护老年群体的生命健康安全。

希望本书的出现可以引起更多读者对养老服务领域的关注。希望未来有更多专家学者、科研人员和实务工作者一起，以基层实际需求为牵引、以通俗易懂的科普写作方式为导向，编写、出版更多可操作、可应用、可推广的养老指导书籍。积跬步以至千里，相信有了全社会的共同参与，势必能够助力中国养老服务高质量发展！

2023 年 7 月 31 日

# 前言

人口老龄化是当今世界各国正在经历或将要经历的普遍趋势，我国老龄化、高龄化程度均呈高速发展态势，为了满足养老需求，除了常规养老机构、养老护理院外，还产生了长者照护、日间照护、助餐服务等不同类型的养老服务机构来满足社会的养老需求。养老机构是为老年人提供饮食起居、清洁卫生、生活护理、健康管理和文体娱乐活动等的综合性服务场所，机构内人员密集、人与人之间接触频繁。由于老年人患多种基础疾病、抵抗力弱，是感染性疾病的易感人群，因此，养老机构的清洁、消毒与感染控制工作，应该成为养老机构日常重点的工作内容之一。相对于较为成熟的医院清洁、消毒和感染控制工作，我国养老机构清洁、消毒与感染控制的工作尚处于起步阶段，缺乏清洁、消毒与感染控制相应的管理规范、标准。另外，养老机构普遍存在清洁、消毒与感染控制专职人员缺乏，消毒服务设施设备不足，消毒意识薄弱，消毒药械使用不熟悉、不规范等问题；同时缺乏专业第三方消毒服务机构的介入和保障；且养老机构缺乏人员队伍建设的长效管理与培训机制，为养老机构感染性疾病的发生和暴发埋下了隐患，导致养老机构内屡有传染病暴发的案例。新型冠状病毒感染在全球大流行期间，再一次暴露了养老机构在清洁、消毒与感染控制方面的弱点，养老机构成为疫情的“重灾区”。

养老机构规范开展清洁、消毒工作是预防与控制院内感染的重要举措，从2020年民政部发布《关于进一步扩大养老服务供给促进养老消费的实施意见》中提出的养老服务十项清单中可以看出，清洁、消毒工作始终贯穿了养老服务机构整个过程中。随着社会发展及生活需求不断提升，养老服务机构及其工作人员也已经发现清洁、消毒与感染控制工作的重要性。相关文献显示，85.8%的工作人员认为清洁、消毒与感染控制培训非常有必要，96.5%为工作人员表示愿意积极参加，说明养老服务机构的工作人员有强烈的意愿接受消毒与感染控制相关知识的培训。

为了规范养老服务机构的健康管理和消毒感控工作，进一步提升养老服务人员清洁、消毒与感控操作技能，及时有效应对突发疫情，保障老年人的身体健康，本编写组以养老机构服务需求为导向，查阅国内外最新相关文献与资料，参考托幼、医疗等机构清洁、消毒与感控的操作规程，结合养老机构实际情况进行梳理、分析和总结，编写了本书。该书涵盖了养老服务机构消毒感染控制基础知识、消毒设施设备、消毒药械使用、清洁和消毒、传染病管理、消毒监测及相关质量控制等内容，既可以用作培训教材，也可作为日常清洁消毒实操手册，以图文并茂的形式展示，知识内容丰富，实用性、指导性及实践操作性强。由于编写时间仓促，编写人员能力有限，难免存在不足之处，敬请读者批评指正。

在编写过程中，编者们查询循证依据，认真梳理分析，在此，对他们的辛勤付出表示衷心感谢。上海市卫生健康委员会监督所王绍鑫、甘和平，上海交通大学医学院附属仁济医院班海群，上海市长宁区疾病预防控制中心蔡恩茂等专家参与审阅，在此，对他们致以诚挚的谢意。本书在编写过程中也得到了中国福利会老年福利发展中心、上海市青浦区民政局的大力支持，得到了上海吉尢环保科技有限公司、巴司德尼（上海）消毒用品有限公司、玺和医疗科技（上海）有限公司、上海梵通生物科技有限公司、武汉晏合环境科学技术有限公司的技术支持，一并致谢。同时，也感谢上海交通大学出版社给予的指导与帮助。

编写组于上海

2023 年 7 月

# 目 录

# 第一章
## 基础知识

# 第一节　呼吸道卫生

呼吸道卫生是指通过源头控制、预防呼吸道病原体传播的一项综合措施，包括咳嗽、打喷嚏时使用纸巾或手帕遮掩口、鼻；接触呼吸道分泌物后实施手卫生；呼吸道感染者佩戴口罩，并与其他人保持 1m 以上距离等。

## 一、佩戴口罩要求

养老机构作为老年人集生活、娱乐、休养于一体的聚集性场所，属于传染性疾病防控的重点机构，故机构内医护、餐饮、保洁、保安等工作人员在开展工作期间宜全程佩戴口罩（见图 1-1-1）。

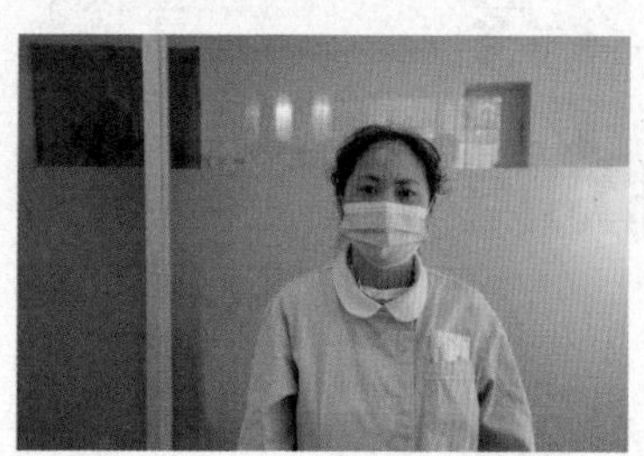

图 1-1-1　开展工作时佩戴口罩

## 二、打喷嚏、咳嗽卫生要求

### （一）正确模式

打喷嚏、咳嗽时，应用肘或手持纸巾遮住口鼻部，随后将纸巾放入垃圾桶并及时进行手卫生，咳嗽时尽可能与他人保持 1m 及以上距离（见图 1-1-2~ 图 1-1-5）。

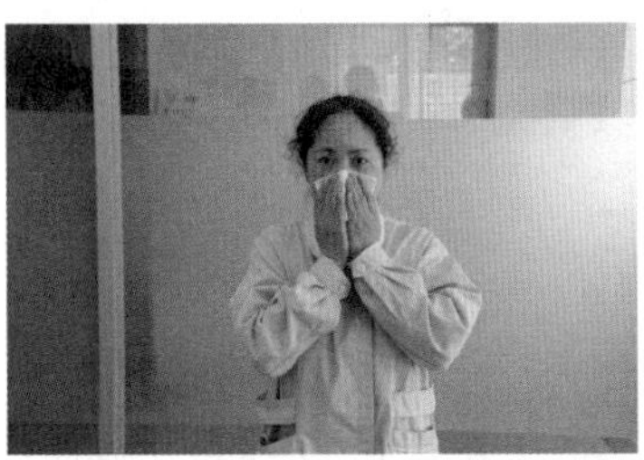

图 1-1-2　手持纸巾遮住口鼻部

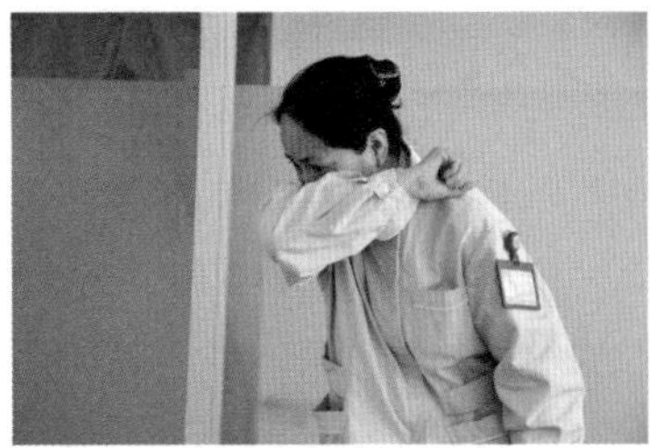

图 1-1-3　手肘靠近口鼻部遮挡（无纸巾）

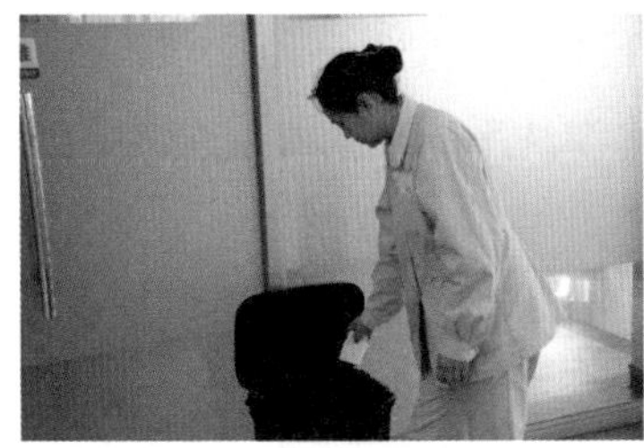

图 1-1-4　使用后的纸巾丢弃至有盖垃圾桶内

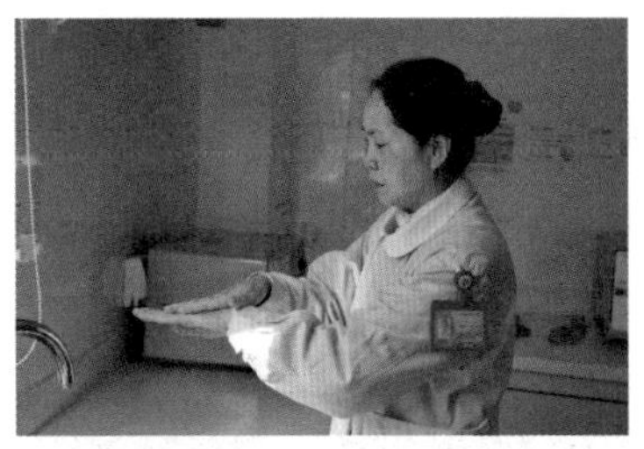

图 1-1-5　及时进行手卫生

### （二）错误模式

打喷嚏、咳嗽时的错误动作（见图 1-1-6、图 1-1-7）。

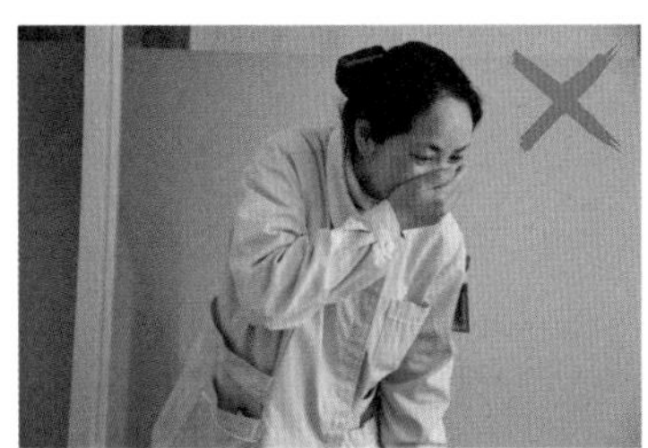

图 1-1-6　用手直接捂住口鼻

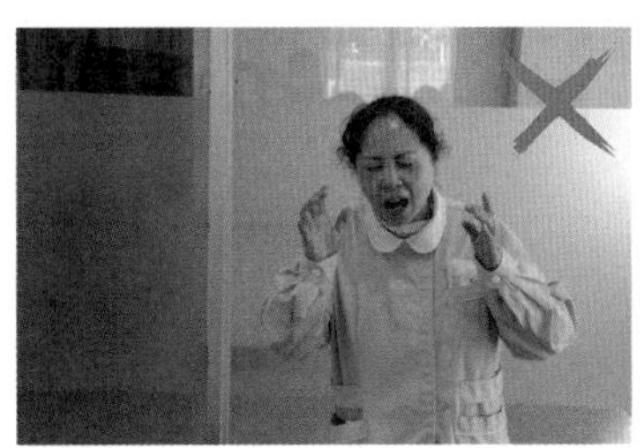

图 1-1-7　无任何遮挡

# 第二节　手卫生

## 一、手卫生设施

用于洗手和手消毒的设备及用品包括洗手池、水龙头、流动水、洗手液、干手用品、手消毒剂、感应式手消毒设备等（见图 1-2-1~图 1-2-9）。

注意：建议选择长柄水龙头；干手物品首选干手纸，洗手池应防喷溅；如有条件，建议保持适宜水温洗手；移动式感应洗手器一般装载免洗手消毒剂。

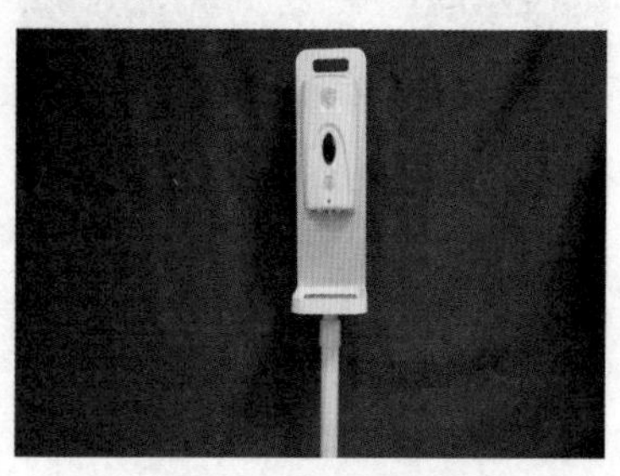

图 1-2-1　移动式感应洗手器

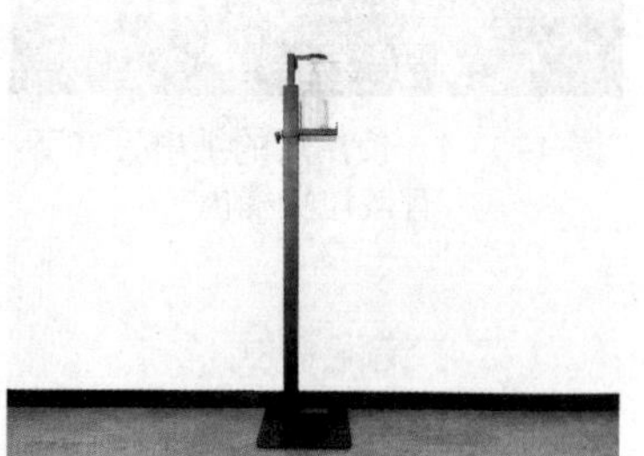

图 1-2-2　踩踏式洗手器

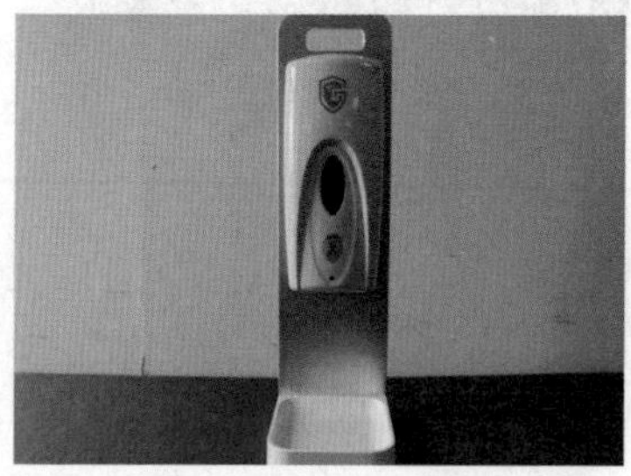

图 1-2-3　固定式感应洗手器

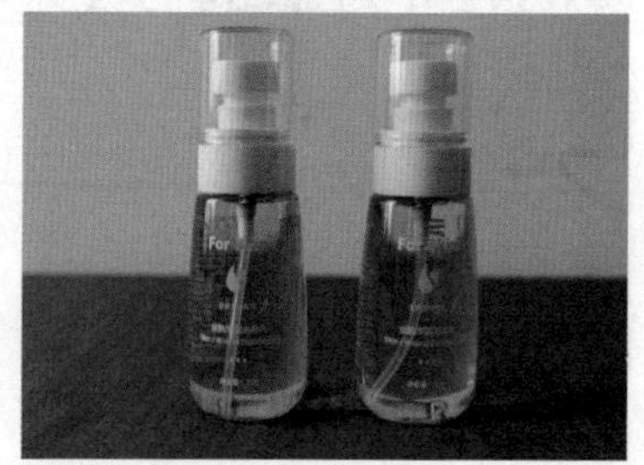

图 1-2-4　皮肤 / 创面消毒液

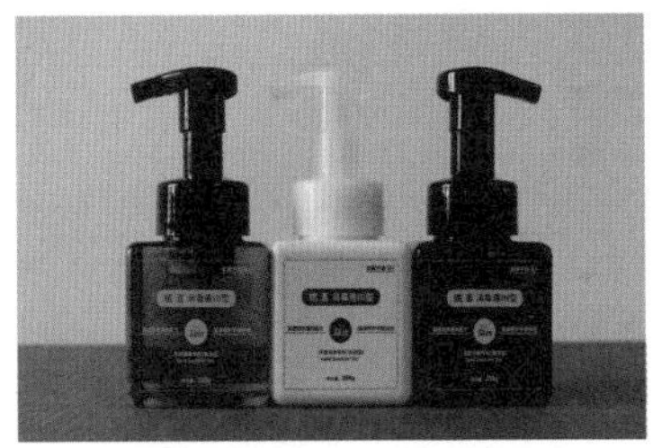
图 1-2-5　免洗手消毒液

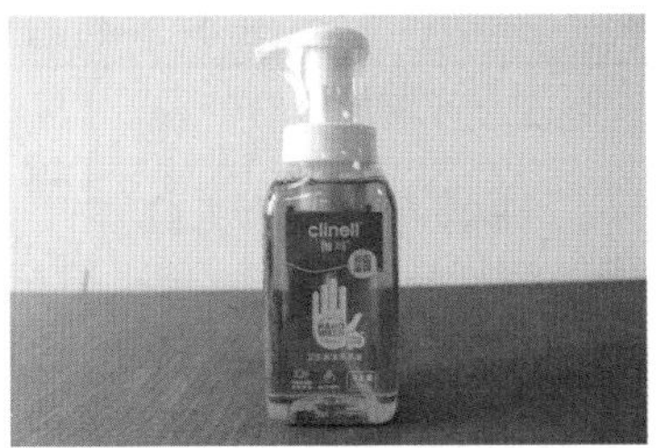

图 1-2-6　泡沫洗手液

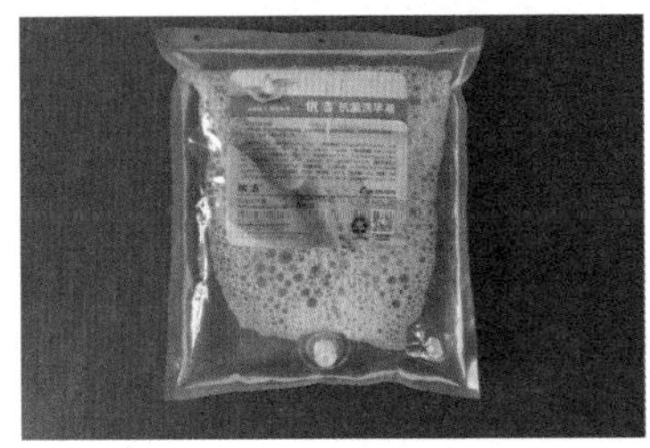
图 1-2-7　抗菌洗手液

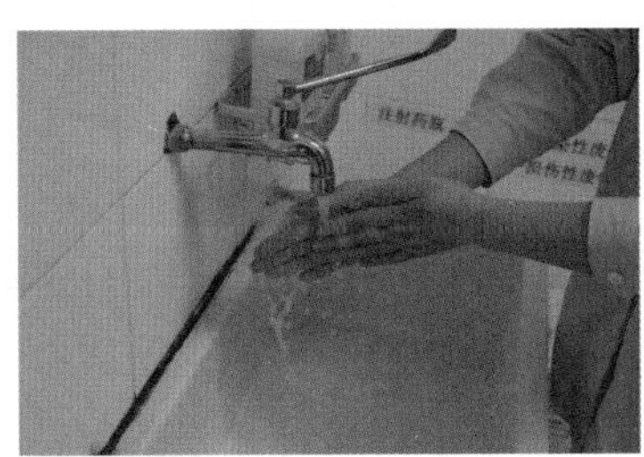
图 1-2-8　流动水洗手

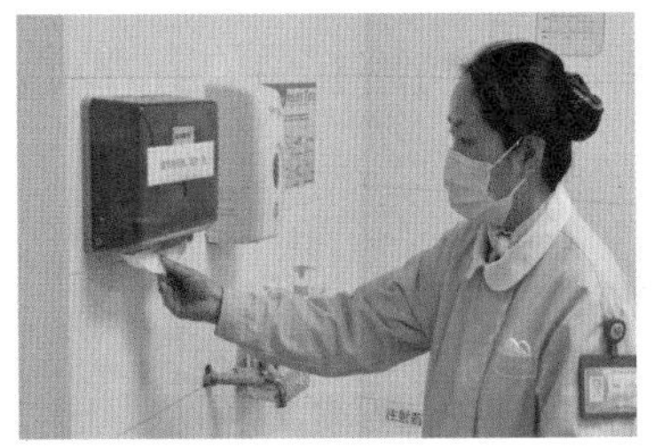
图 1-2-9　干手用品（擦手纸）

## 二、何时进行手卫生

### （一）工作人员

工作人员在包括但不限于下列情形下需要开展手卫生（见表 1-2-1）。

表 1-2-1　工作人员手卫生要求

| “三前” | “四后” |
|---|---|
| 护理 / 诊疗老年人前 | 护理 / 诊疗老年人后 |
| 饮食前 | 大小便后 |
| 清洁操作前 | 污染操作后 |
| | 外出回来后 |

注：戴手套不能代替手卫生，戴手套前、摘手套后均应及时进行手卫生

### （二）老年人

老年人需要开展手卫生，包括但不限于下列情形：

（1）饮食前、大小便后。

（2）触摸口鼻和眼睛前后。

（3）咳嗽、打喷嚏后、触摸钱币后。

（4）手部有明显污染物时。

（5）外出回来或触摸门把手、电梯按键等各类高频接触的物体表面后。

## 三、手卫生流程

根据 WS/T699—2020《人群聚集场所手卫生规范》，手卫生是进行洗手或手消毒的过程。手部有可见污染物时，在流动水下用洗手液洗手；手部无可见污染物时，可洗手或用手消毒剂揉搓双手。

### （一）流动水洗手

流动水洗手步骤见图 1-2-10 ~ 图 1-2-12。

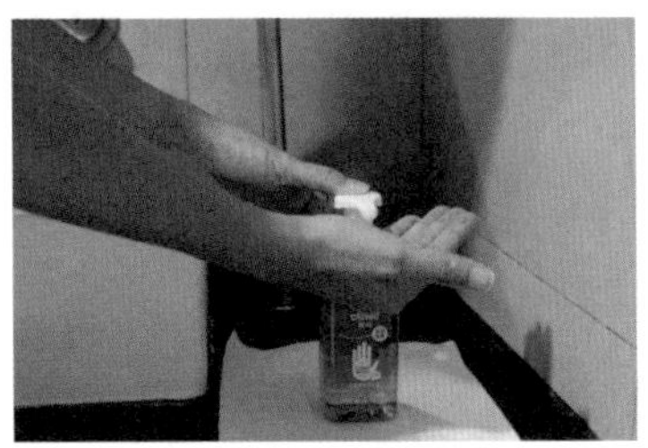

图 1-2-10　取适量洗手液，涂抹并覆盖到双手所有皮肤

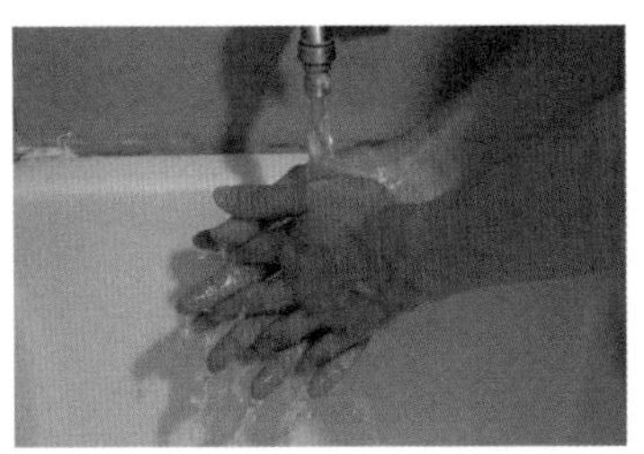

图 1-2-11　流动水冲洗双手（洗手方法用六步法）

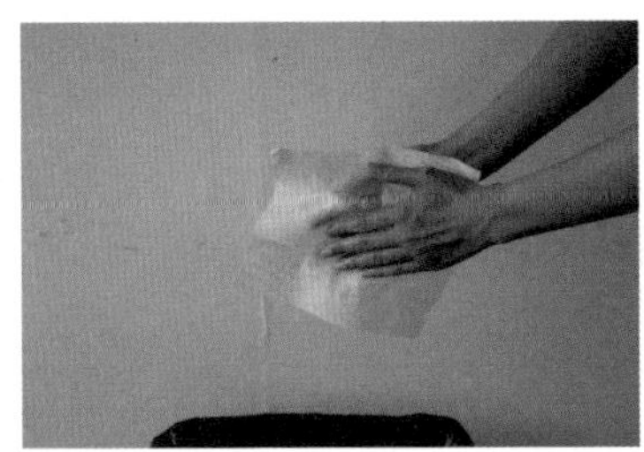

图 1-2-12　擦手纸擦手

### （二）免洗手消毒

免洗手消毒（六步法）步骤见图 1-2-13 ~ 图 1-2-20。

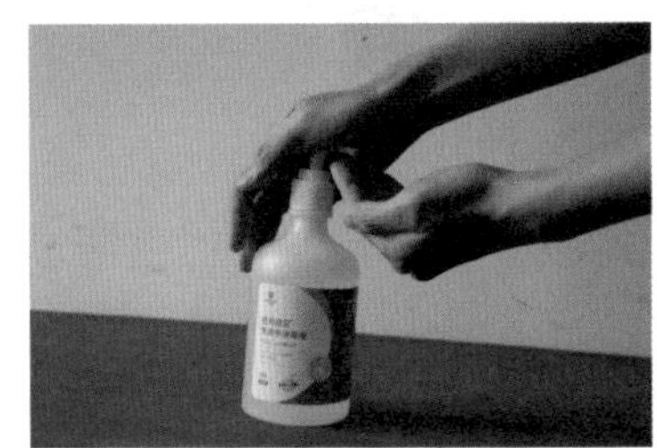

图 1-2-13　准备　取适量手消毒剂，涂抹并覆盖到双手所有皮肤

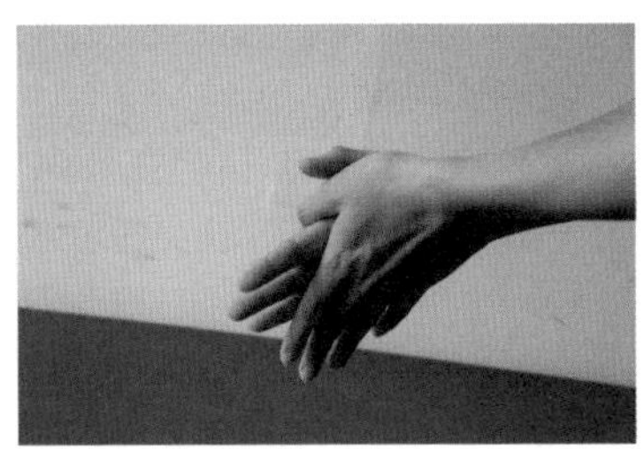

图 1-2-14　第 1 步　掌心相对，手指并拢，相互揉搓

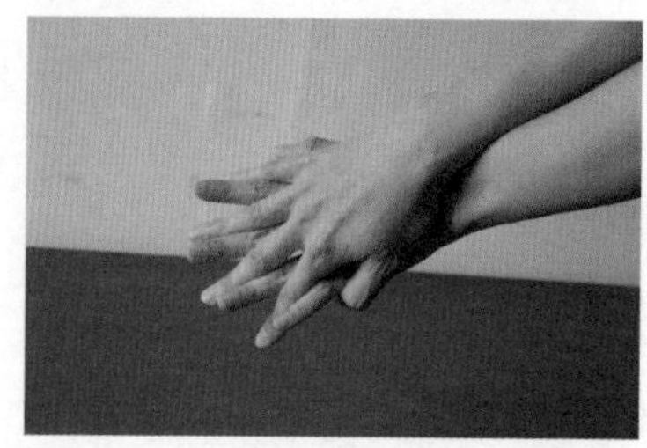

图 1-2-15　第 2 步　手指交叉、掌心对手背揉搓

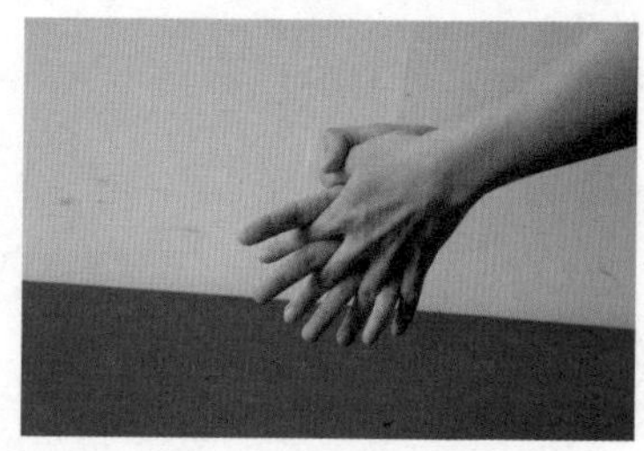

图 1-2-16　第 3 步　掌心相对，相互揉搓

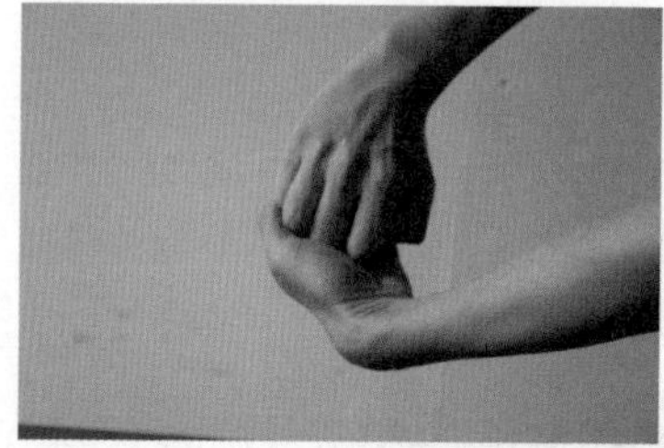

图 1-2-17　第 4 步　双手指互握，相互揉搓

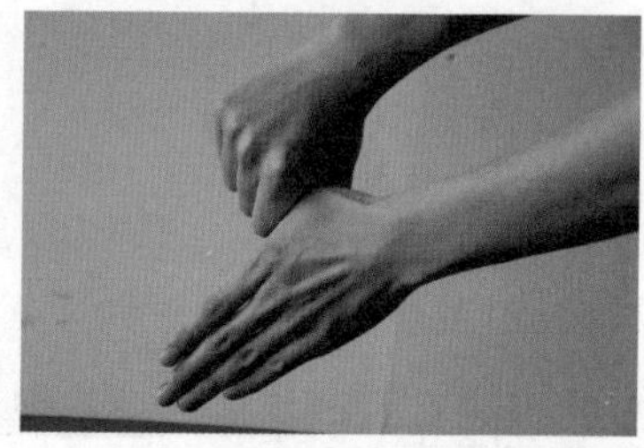

图 1-2-18　第 5 步　手握大拇指揉搓

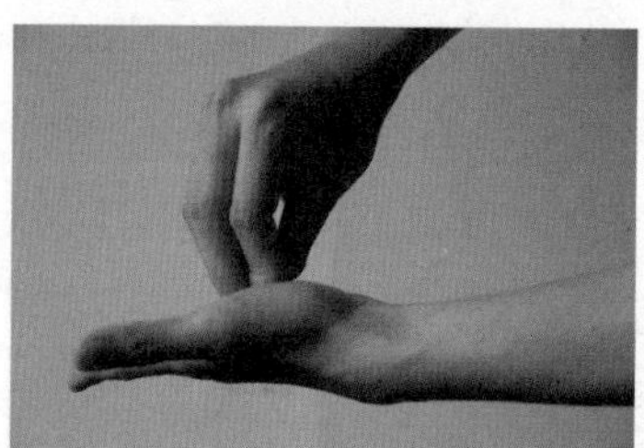

图 1-2-19　第 6 步　指尖在对侧掌心前后揉搓

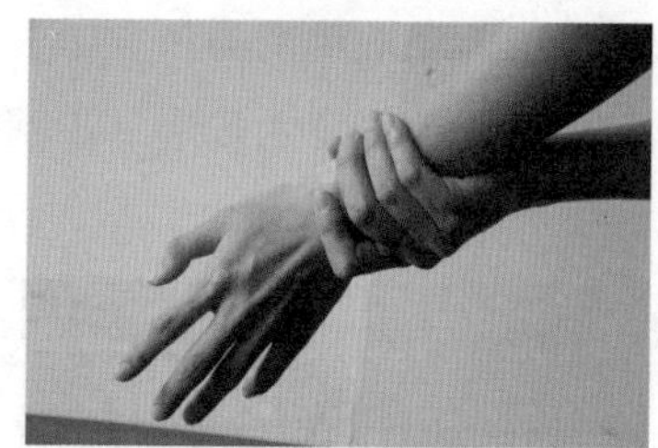

图 1-2-20　最后　双手互握手腕揉搓

## 第三节　传染病概述



### 一、传染病定义

传染病是指由病原体感染人或动物后产生的有传染性的疾病，可在人与人、人与动物、动物与动物之间相互传染。

### 二、传染病流行过程

传染病在人群中发生流行，需满足 3 个基本条件：传染源、传播途径和易感人群。

（1）传染源是指体内有病原体生长、发育、繁殖，并能排出病原体的人和动物。

（2）传播途径是指病原体从传染源传播到易感宿主的方式，可按直接传播和间接传播进行分类（见表 1-3-1）。

（3）易感人群是指缺乏对某种病原体的足够抵抗力，易受该病感染的人群。

表 1-3-1　传染病传播途径分类

| 传播途径 | 具体描述 |
| --- | --- |
| 直接传播 | 指病原体直接从传染来源传播到易感宿主的过程，可分为以下几种类型：<br>① 直接接触病例。<br>② 眼结膜、鼻黏膜、口腔黏膜接触到感染者打喷嚏、咳嗽、吐痰、唱歌或大声说话时产生的飞沫。<br>③ 直接接触含有病原体的器官组织、污水或土壤。<br>④ 被患病动物咬伤。<br>⑤ 经过胎盘的先天性垂直传播。 |

（续表）

| 传播途径 | 具体描述 |
|---|---|
| 间接传播 | 指病原体通过间接接触的方式导致疾病传播，可分为以下几种类型：<br>① 介质传播：易感宿主通过接触被病原体污染的物品而传播，如玩具、衣物，水、食物等。<br>② 虫媒传播：病原体通过虫媒污染人体表面或者污染物品而进行传播；或者通过昆虫叮咬易感宿主进行传播。<br>③ 空气传播：病原体通过气溶胶形式进入易感宿主的呼吸道，气溶胶可在空气中悬浮较长时间。 |

## 三、法定传染病组成

根据《中华人民共和国传染病防治法》（2023年版修订草案），目前我国法定报告传染病分为甲、乙、丙三类，共40种（见表1-3-2）。

表1-3-2 法定传染病病种一览表

| 分类 | 病种 |
|---|---|
| 甲类<br>（共2种） | 鼠疫、霍乱 |
| 乙类<br>（共27种） | 新型冠状病毒感染、传染性非典型肺炎、艾滋病、病毒性肝炎、脊髓灰质炎、人感染新亚型流感、麻疹、流行性出血热、狂犬病、流行性乙型脑炎、登革热、猴痘、炭疽、细菌性和阿米巴性痢疾、肺结核、伤寒和副伤寒、流行性脑脊髓膜炎、百日咳、白喉、新生儿破伤风、猩红热、布鲁氏菌病、淋病、梅毒、钩端螺旋体病、血吸虫病、疟疾 |
| 丙类<br>（共11种） | 流行性感冒、流行性腮腺炎、风疹、急性出血性结膜炎、麻风病、流行性和地方性斑疹伤寒、黑热病、包虫病、丝虫病、手足口病，除霍乱、细菌性和阿米巴性痢疾、伤寒和副伤寒以外的感染性腹泻病 |

## 四、养老机构常见传染病

老年人多患有慢性基础性疾病，免疫功能较弱，是发生传染病的高危人群。养老机构中常见的传染病包括：呼吸道传染病中的流行性感冒和肺结核，肠道传染病中的细菌性痢疾、伤寒、副伤寒、甲型肝炎、戊型肝炎、病毒性腹泻等，以及接触性传染病中的急性出血性结膜炎和疥疮。养老机构常见传染病的流行特点和隔离管理要求见附表1。

### （一）流行性感冒

流行性感冒简称“流感”，是由流感病毒引起的急性呼吸道传染病，其潜伏期短、传染性强、传播速度快。主要表现为高热、乏力、头痛、全身肌肉酸痛等中毒症状，而呼吸道症状轻微。但在老年人和慢性病患者中则可引起较严重的并发症。流感病毒分为甲、乙、丙三型，其中甲型流感病毒常以流行形式出现，好发于冬春季节，人群普遍易感。流感属于法定丙类传染病。

流感样病例：在临床上一般将发热（体温≥ 38℃）、伴咳嗽或咽痛之一、缺乏其他实验室确定诊断依据的病例定为流感样病例。

### （二）肺结核

肺结核是由结核分枝杆菌引起的慢性呼吸道传染病，主要表现为咳嗽、咳痰、咳血痰或咯血、盗汗、低热等症状，是世界上最古老、分布最广泛的疾病之一，也是我国重点防治的传染性疾病之一。病例主要集中于青年和老年人，属于法定乙类传染病。

### （三）细菌性痢疾

细菌性痢疾简称“菌痢”，是由痢疾杆菌引起的常见急性肠道传染病。主要表现为腹痛、腹泻、排黏液脓血便以及里急后重等，可伴有发热及全身毒血症状，严重者可出现感染性休克和（或）中毒性脑病。主要通过消化道传播，终年散发，夏、秋季可引起流行，人群普遍易感，属于法定乙类传染病。

### （四）伤寒和副伤寒

伤寒和副伤寒是由伤寒沙门菌和副伤寒沙门菌引起的急性全身系统性传染病。主要表现为以持续性高热、玫瑰疹、相对缓脉、肝脾肿大及表情淡漠等特征，夏秋季为发病高峰，人群普遍易感。值得注意的是该病传染性强，病程长，容易形成慢性带菌状态，属于法定乙类传染病。

### （五）病毒性肝炎

病毒性肝炎是由多种肝炎病毒引起的，以肝脏病变为主的全身性传染病。有甲型、乙型、丙型、丁型和戊型五个型别。各型病毒性肝炎临床表现相似，以疲乏、食欲减退、厌油、肝功能异常为主，部分病例出现黄疸。

甲型和戊型肝炎主要表现为急性感染，经消化道途径传播，冬春季为发病高峰，人群普遍易感。乙型、丙型和丁型肝炎多呈慢性感染，少数病例可发展为肝硬化和肝细胞癌，主要经血液、体液等胃肠外途径传播。均是法定乙类传染病。

### （六）病毒感染性腹泻

病毒感染性腹泻又称病毒性胃肠炎，是由肠道病毒感染引起，以呕吐、腹泻水样便为主要临床特征的一组急性肠道传染病。可发生在各年龄组，临床上还可伴有发热、恶心、厌食等中毒症状，病程自限。

多种病毒可引起病毒感染性腹泻，如诺如病毒、轮状病毒和札幌病毒等，其中又以诺如病毒引起的感染性腹泻最为常见。

诺如病毒感染性腹泻是由诺如病毒感染引起的肠道传染病。其发病突然，以呕吐、腹泻为主，可伴有恶心、发热和腹痛等症状。儿童病例以呕吐为主，成人病例以腹泻为多，粪便为稀水便或水样便，无黏液脓血。该病具有高度传染性和快速传播能力，在学校、托幼机构、养老机构等集体单位极易引起暴发与流行，属于法定丙类传染病。

### （七）急性出血性结膜炎

急性出血性结膜炎俗称“红眼病”，是由肠道病毒引起的急性病毒性眼病。该病起病急，常双眼先后或同时出现眼红、刺痛，异物感，伴畏光、流泪等症状（见图 1-3-1）。人群普遍易感，属于法定丙类传染病。

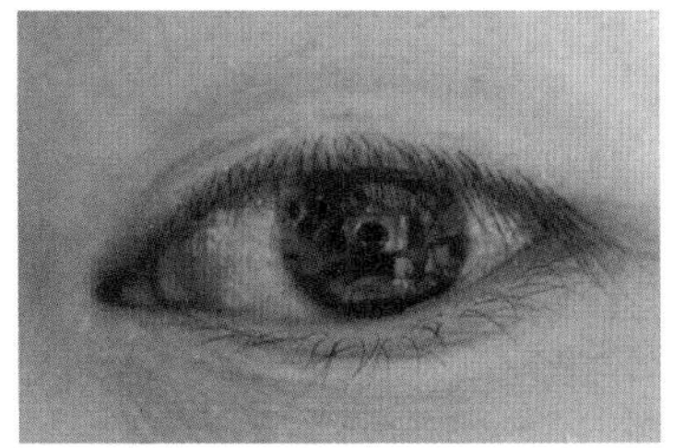
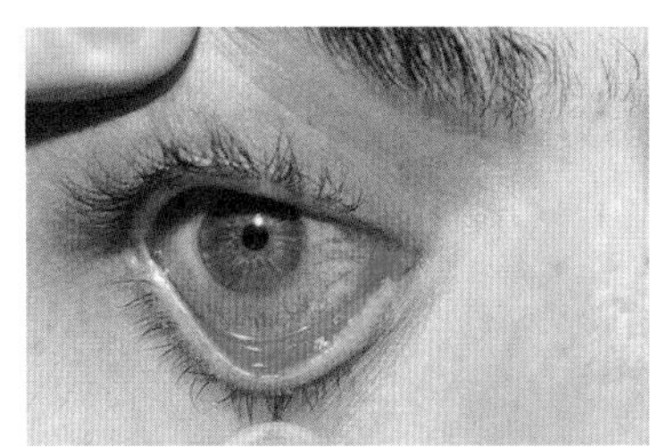

图 1-3-1 结膜充血

### （八）疥疮

疥疮是一种由疥螨侵犯人体皮肤表层而引起的传染性寄生性皮肤病。主要通过皮肤，也可通过接触病例的衣服、毛巾、被褥等物品而感染。主要表现为广泛性瘙痒，以夜间为剧，皮损类型包括丘疹、水疱、结节，主要发生部位为指间、手掌、腕部的屈侧面、肘部、腋窝、男性外生殖器及女性乳房等处（见图 1-3-2）。

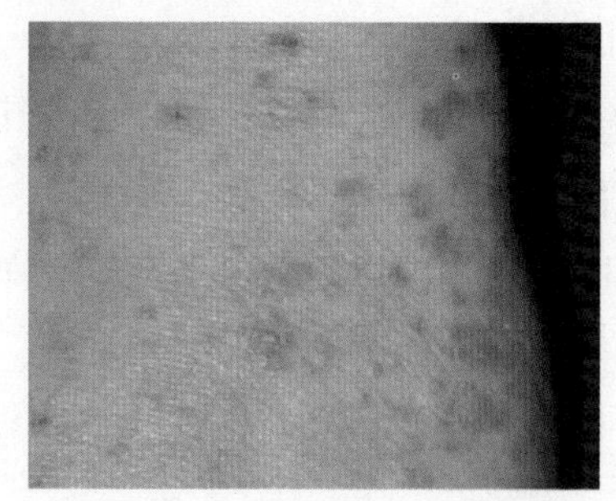
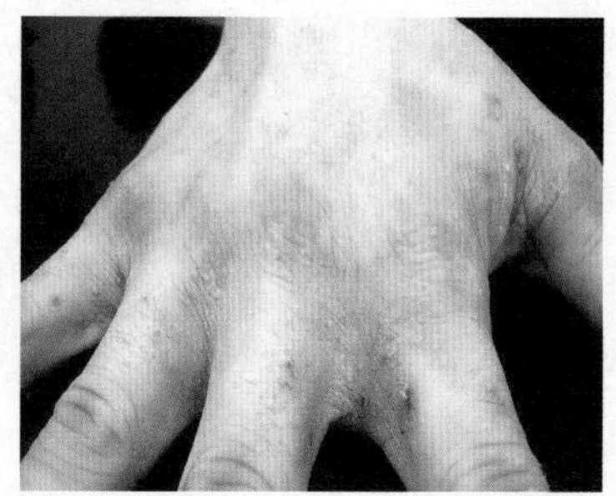

图 1-3-2 疥疮

# 第四节 个人防护

## 一、常用个人防护用品组成

个人防护用品指用于保护相关人员避免接触感染因子或有毒有害物质的各种屏障用品，包括帽子、口罩、隔离衣、医用防护服、手套、鞋套等用品。

### （一）口罩

口罩种类较多，本书介绍的 4 种常见口罩均为一次性使用，分别是医用口罩（见图 1-4-1）、医用外科口罩（见图 1-4-2）、医用防护口罩（见图 1-4-3）、颗粒物防护口罩（见图 1-4-4）。对于不同人群、不同场合，口罩选择也有所不同。

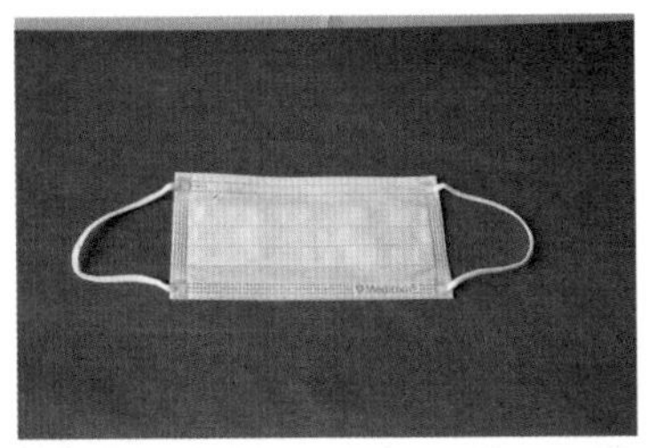

图 1-4-1 医用口罩

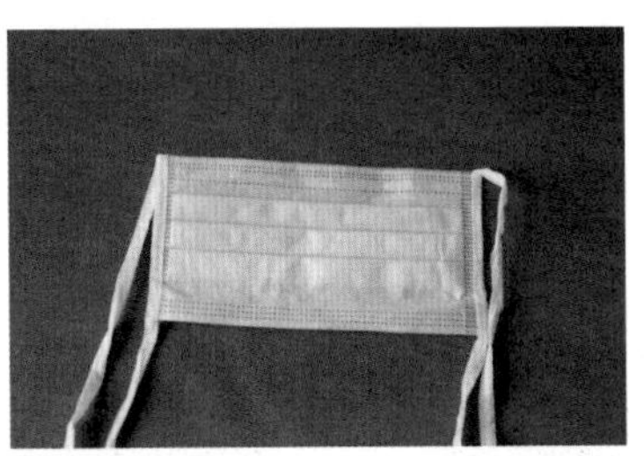

图 1-4-2 医用外科口罩

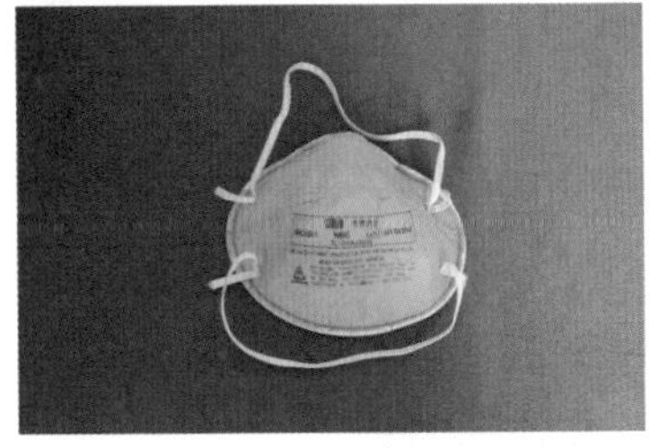

图 1-4-3 医用防护口罩

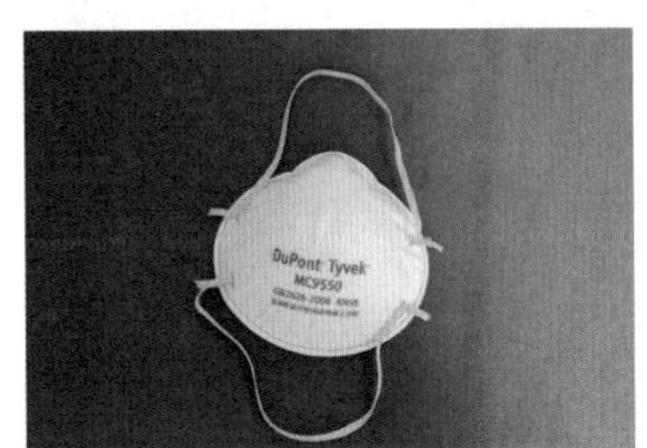


图 1-4-4 颗粒物防护口罩

注意事项：口罩佩戴时间以不超过 4h 为宜，有潮湿或污染时需及时更换。

## （二）防护衣服

常见的防护衣服有防水隔离衣（见图 1-4-5）和医用防护服（见图 1-4-6）。

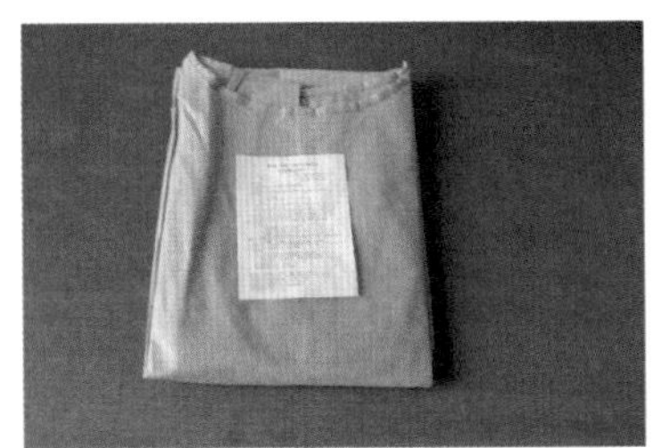

图 1-4-5 防水隔离衣

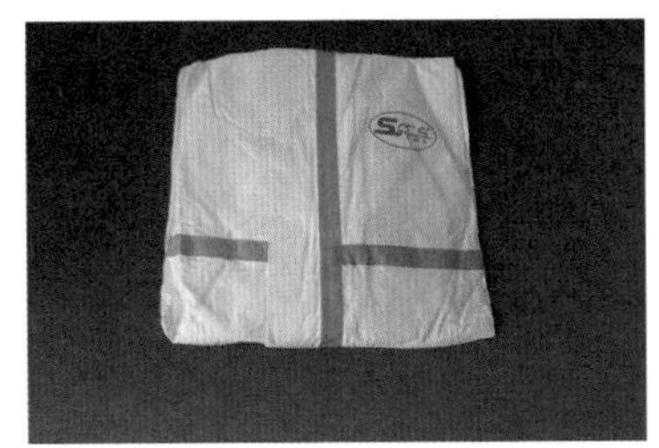

图 1-4-6 医用防护服

（三）手套

常见的手套种类有橡胶外科手套（见图 1-4-7）、乳胶检查手套（见图 1-4-8）和可重复使用橡胶手套（见图 1-4-9）。

图 1-4-7　橡胶外科手套（独立包装）

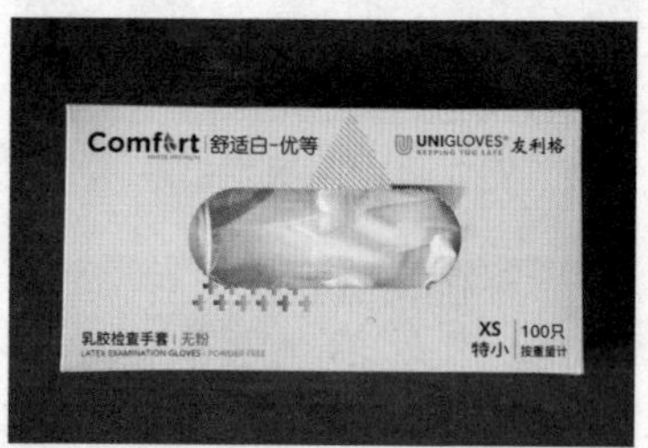


图 1-4-8　乳胶检查手套（盒装抽取式）

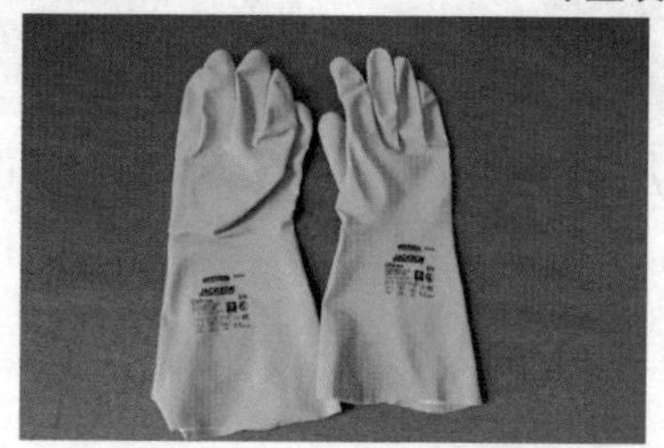

图 1-4-9　可重复使用橡胶手套

注意事项：

（1）不建议使用一次性塑料手套。

（2）在日常清洁消毒中可使用一次性手套或可重复使用的手套。

（3）在传染病防控期间应使用一次性医用橡胶手套或丁腈手套。

（四）帽子、鞋套

帽子、鞋套种类较多（见图 1-4-10 ~ 图 1-4-12）。

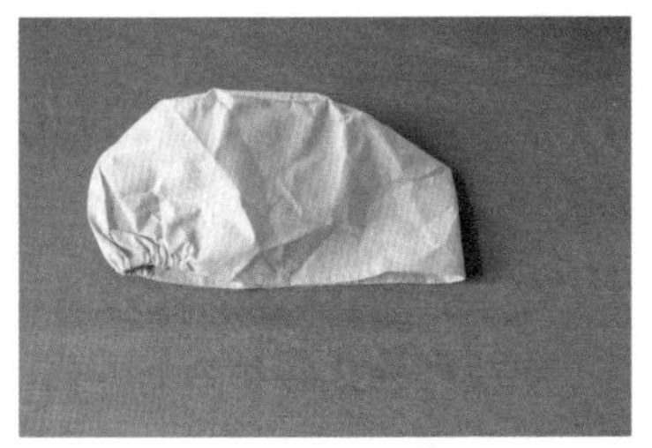

图 1-4-10　帽子

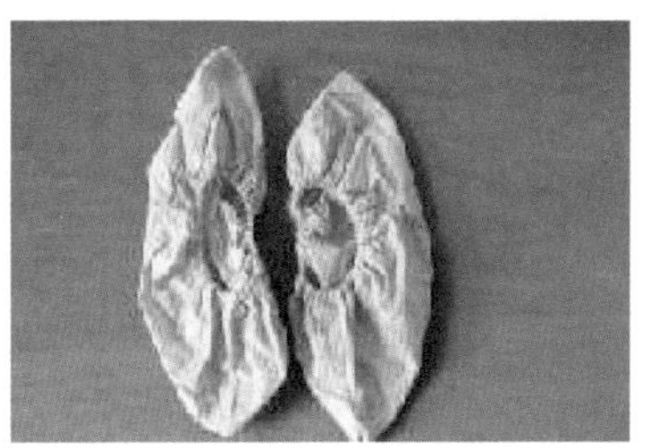

图 1-4-11　鞋套

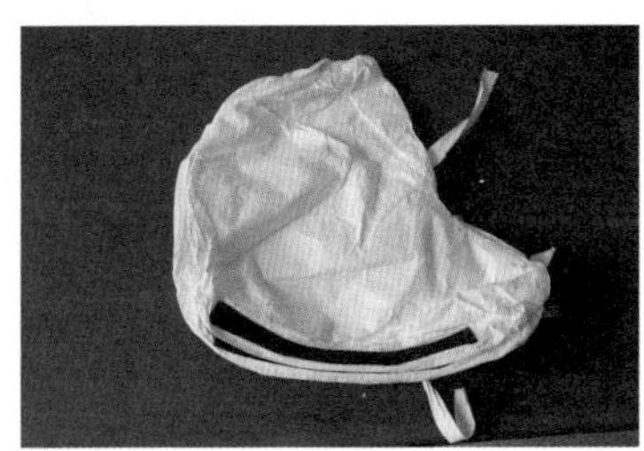

图 1-4-12　防水防护鞋套

### （五）护目镜与防护面屏

护目镜（见图 1-4-13）和防护面屏（见图 1-4-14）可防止眼部和面部受到喷溅。

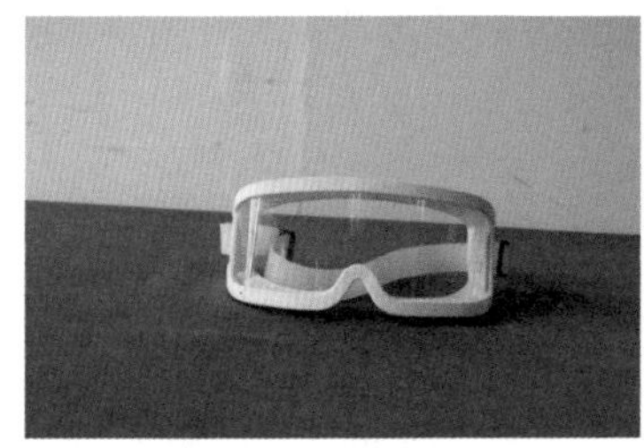

图 1-4-13 护目镜

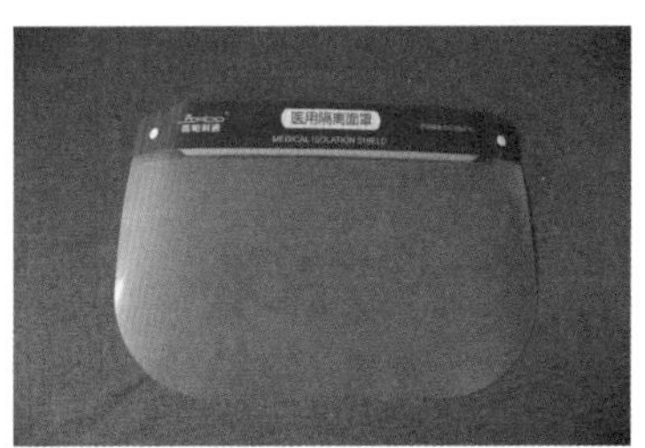


图 1-4-14 防护面屏

## 二、个人防护用品使用情景

（1）工作人员或老年人外出、乘坐公共交通工具或在人员密集公共场所，可佩戴医用口罩或医用外科口罩。

（2）呼吸道传染病流行期间，在人员密集的场所、公共交通工具、空间狭小场所内，近距离接触其他人，短时间或远距离（超过 3 m）接触发热、咳嗽等有症状人员，进入医疗机构等场景时，工作人员或老年人尽量佩戴医用外科口罩或颗粒物防护口罩。

（3）日常清洁及预防性消毒时，工作人员应规范穿工作服（隔离衣），戴手套、医用口罩或医用外科口罩等防护用品。

（4）进行织物收集或清洗时，工作人员应规范穿工作服（隔离衣），戴医用口罩或医用外科口罩、帽子等防护用品。

（5）护理腹泻、呕吐等疑似或确诊肠道传染病、耐药菌感染的病例时，工作人员应规范穿工作服或隔离衣，戴医用口罩或医用外科口罩、帽子、手套等防护用品。

（6）护理或诊疗疑似或确诊呼吸道传染病、不明原因皮疹等病例时，工作人员应规范穿工作服或医用防护服，戴医用防护口罩或颗粒物防护口罩、帽子、手套等防护用品；如发现不明原因或者相关文件规定的传染性疾病时，应遵循最新感染防控指南实施防护级别。

（7）处置呕吐物、排泄物、血液污染的环境时，工作人员应规范穿工作服（隔离衣），戴医用口罩或医用外科口罩、帽子、手套等防护用品。

（8）配制消毒药物时，工作人员应规范穿工作服或隔离衣，戴医用口罩或防有机蒸汽防护口罩、手套等防护用品。

（9）实施终末消毒时，工作人员应规范穿医用防护服，戴医用防护口罩或颗粒物防护口罩、手套、护目镜、防水鞋套或胶鞋等防护用品。

## 三、个人防护用品穿脱

个人防护用品的选用涉及不同的适用情景，下文中一级、二级防护用品穿脱流程是以新冠疫情期间养老机构内常见情景为例。如疫情期间进入隔离区域内，远距离（大于 1m 及以上）开展工作的护理等相关人员可选用一级防护；疫情期间进入隔离区域进行近距离工作的护理人员、消毒人员、医废处置等相关人员可选用二级防护。

### （一）一级防护用品穿脱流程

穿戴流程：清洁区—手卫生—戴帽子—戴口罩—穿隔离衣—穿鞋套—戴手套（见图 1-4-15 ~ 图 1-4-24）。

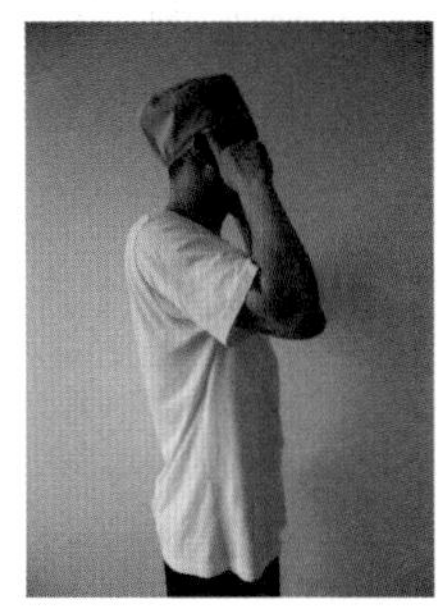

图 1-4-15　戴帽子，有皮筋的一侧向后，头发全部包裹在帽子里

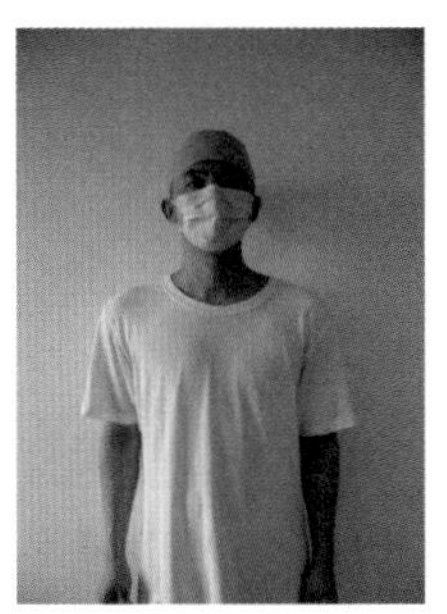

图 1-4-16　戴口罩，口罩鼻夹侧应朝上，深色朝外，上下拉开，罩住鼻、口及下颌

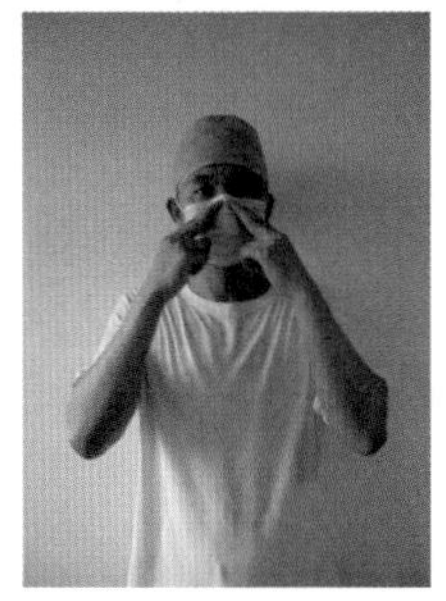

图 1-4-17　双手指尖从中间往两边按压鼻夹，根据鼻梁形状塑造鼻夹

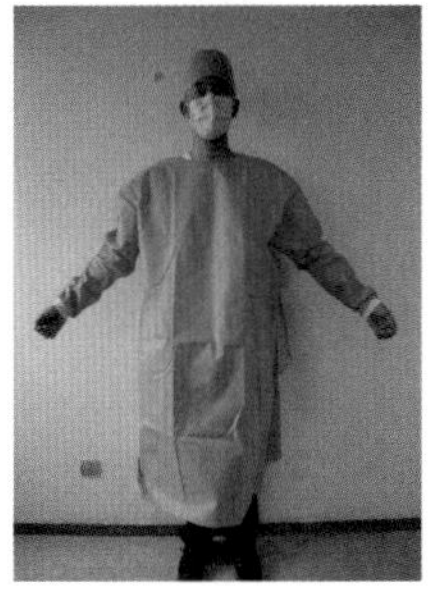

图 1-4-18　双手套入隔离衣袖口，穿上隔离衣

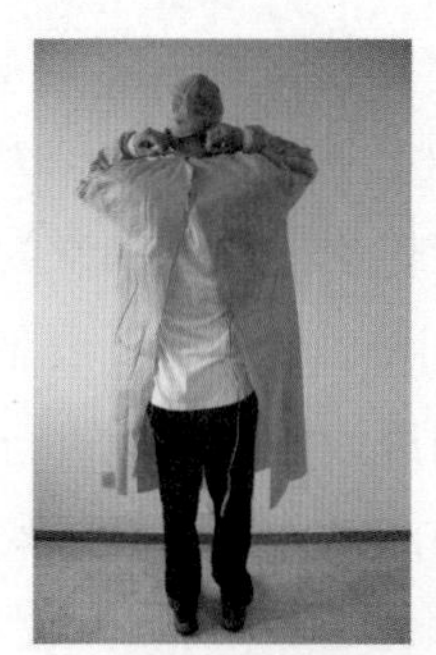
图 1-4-19　系好颈部系带

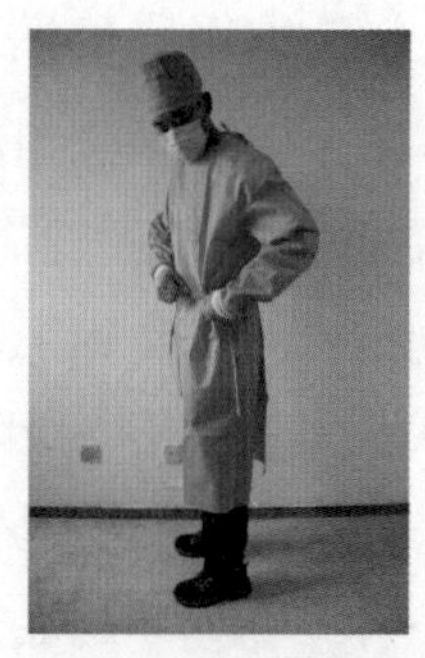
图 1-4-20　系好腰部系带

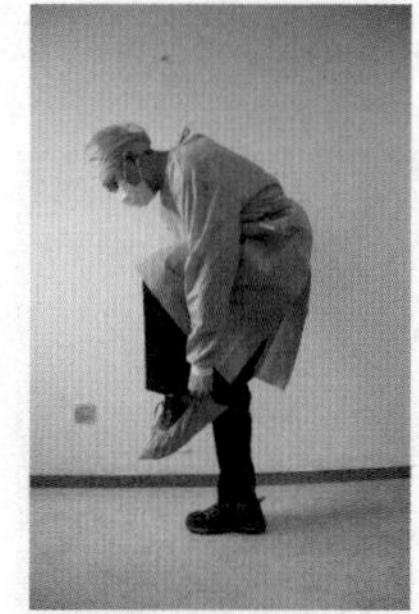
图 1-4-21　穿鞋套

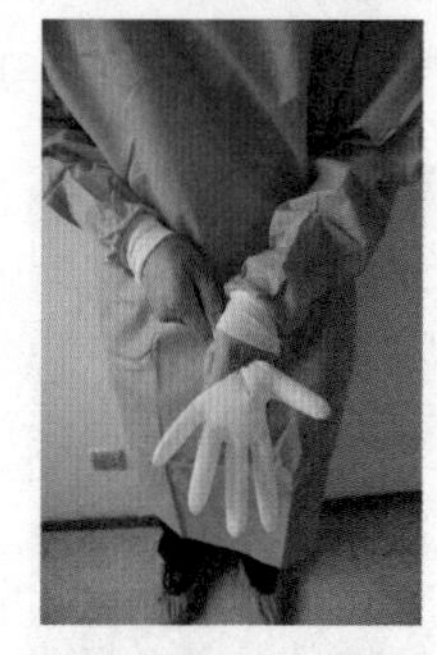
图 1-4-22　检查手套气密性

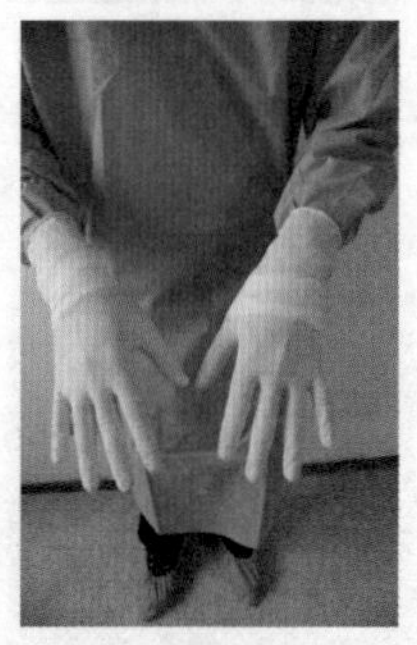
图 1-4-23　戴手套，将手套套住工作衣袖口

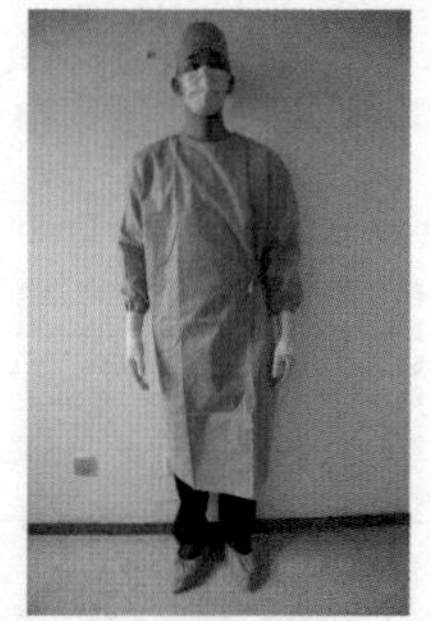
图 1-4-24　穿戴完毕

脱卸流程：手卫生—脱手套—手卫生—脱隔离衣—手卫生—脱鞋套—手卫生—脱口罩—手卫生—脱帽子—流动水洗手（见

图 1-4-25 ~ 图 1-4-38）。

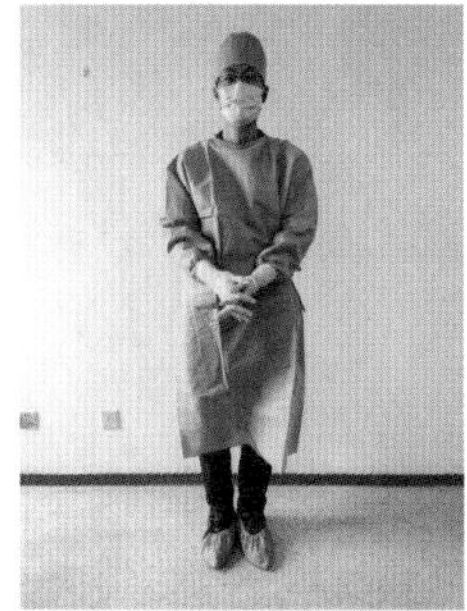

图 1-4-25　手卫生

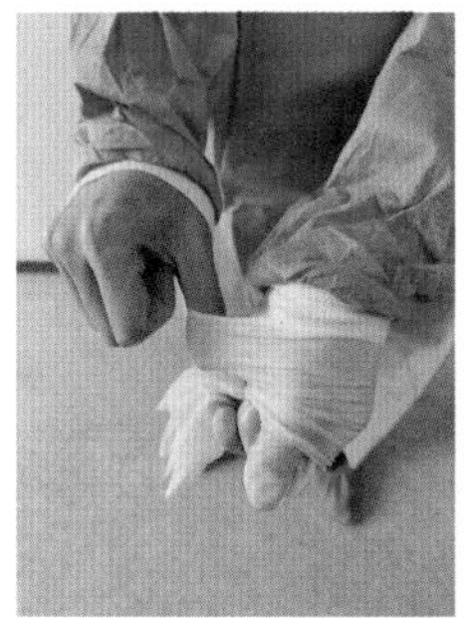

图 1-4-26　脱手套

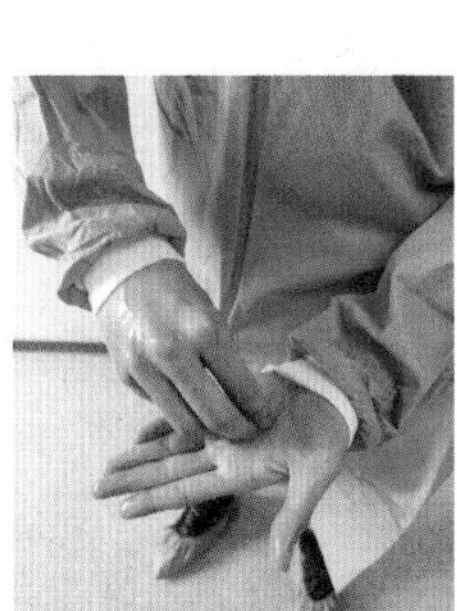

图 1-4-27　手卫生

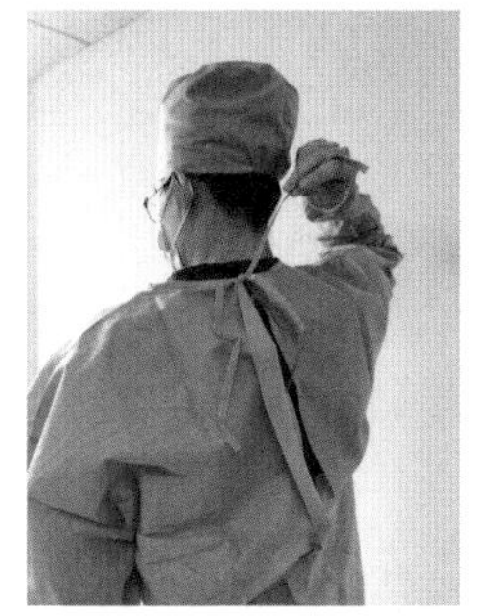

图 1-4-28　解开隔离衣颈部系带

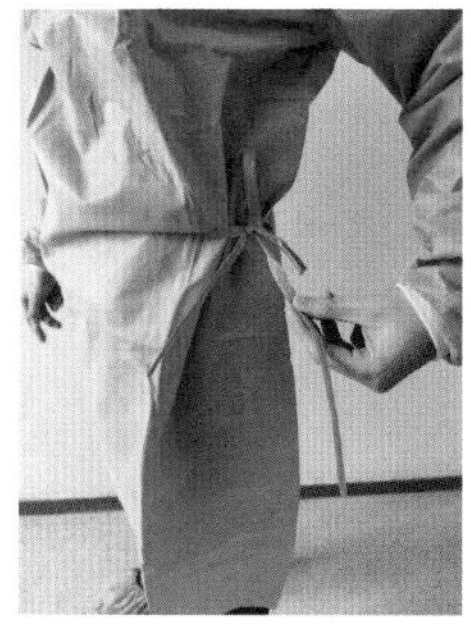

图 1-4-29　解开隔离衣侧面系带

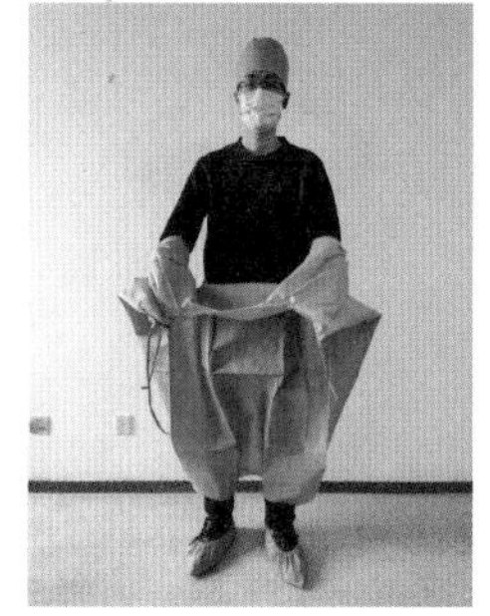

图 1-4-30　脱隔离衣

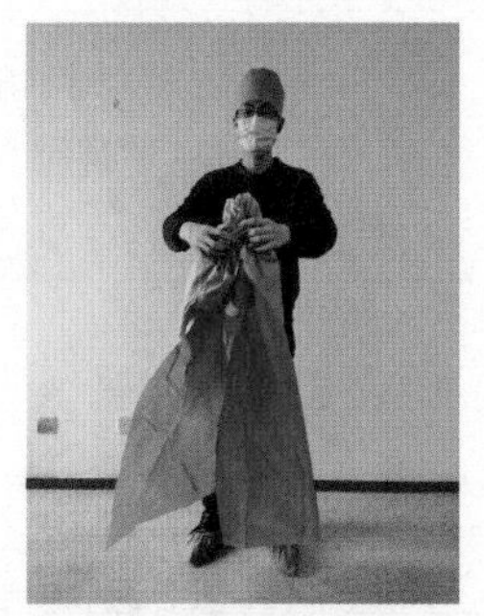

图 1-4-31　将隔离衣内面朝外卷起脱下

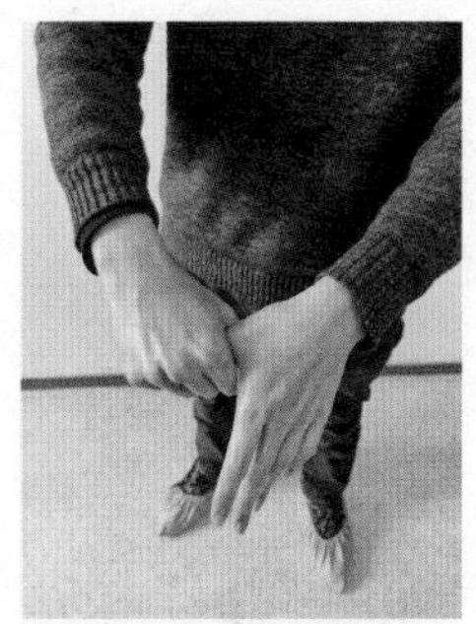

图 1-4-32　手卫生

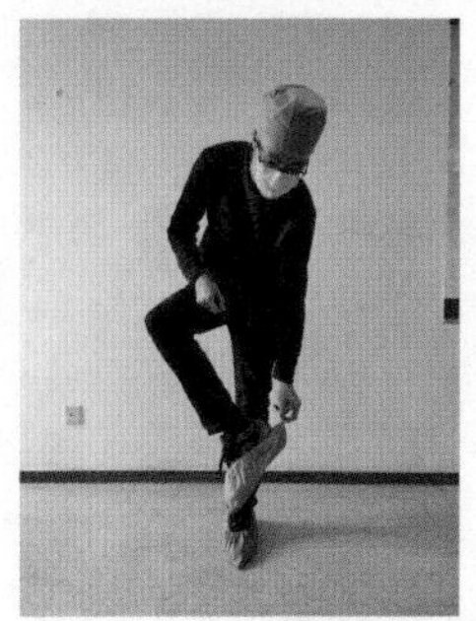

图 1-4-33　脱鞋套

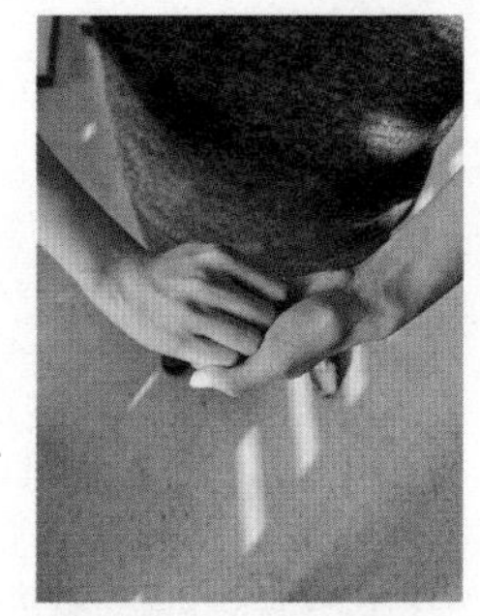

图 1-4-34　手卫生

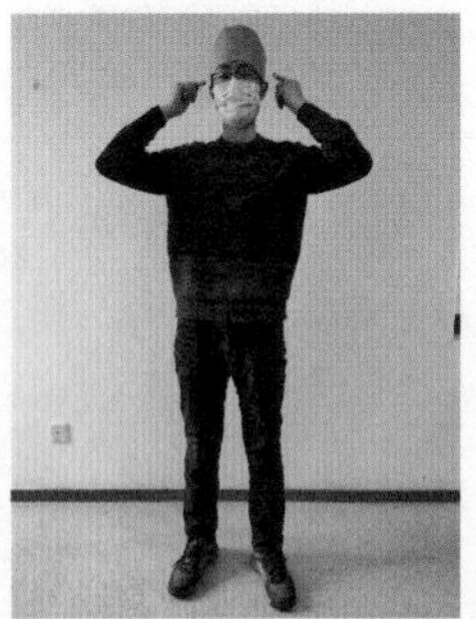

图 1-4-35　脱口罩

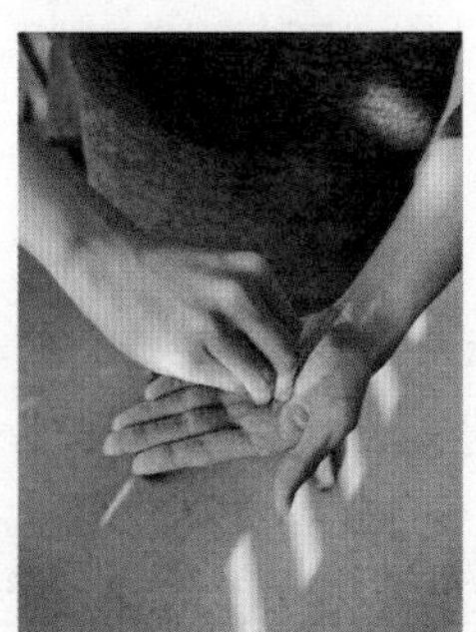

图 1-4-36　手卫生

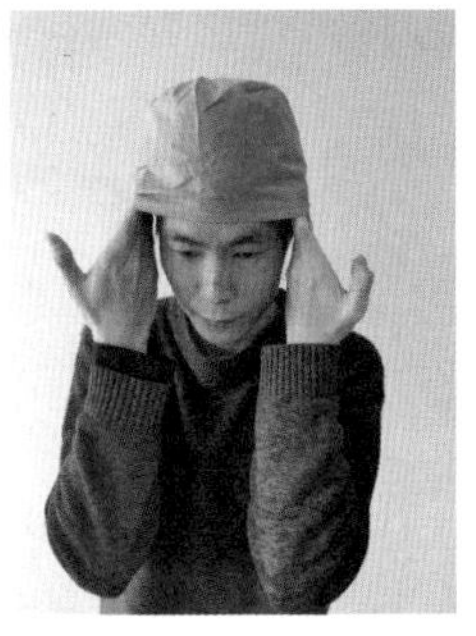

图 1-4-37　脱帽子

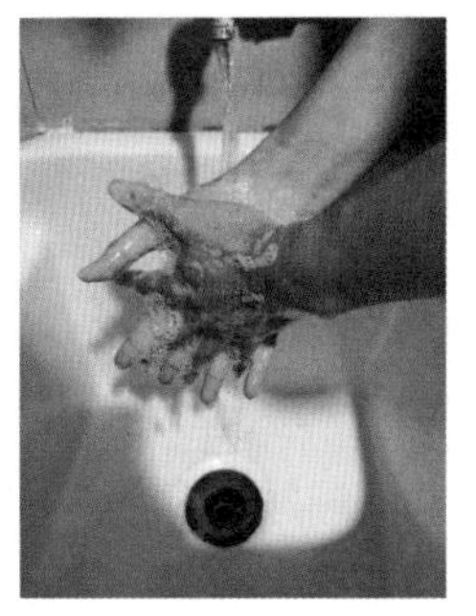

图 1-4-38　手卫生（流动水洗手）

（二）二级防护用品穿脱流程

穿戴流程：清洁区—手卫生—戴帽子—戴医用防护口罩—戴护目镜—穿医用防护服—穿防护鞋套—戴橡胶外科手套（见图 1-4-39 ~ 图 1-4-53），若佩戴防护面屏，则在最后佩戴。

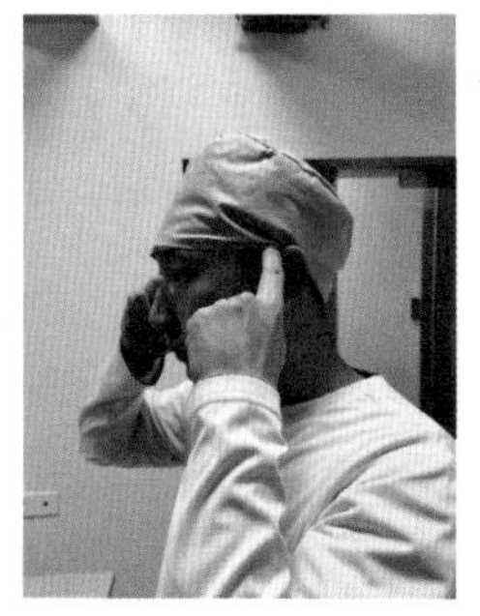

图 1-4-39　戴帽子，头发全部包裹在帽子里

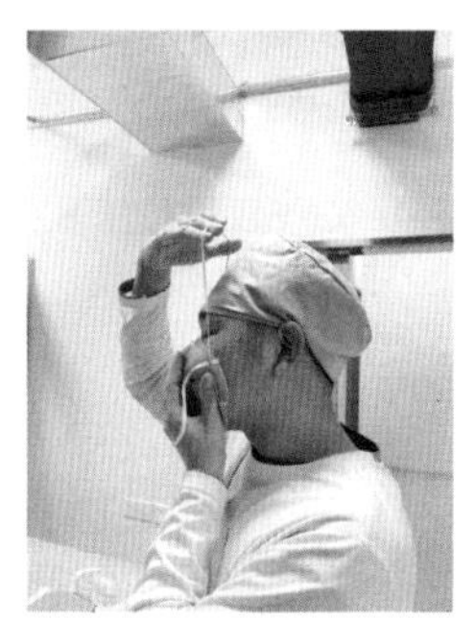

图 1-4-40　戴口罩，一只手托住口罩

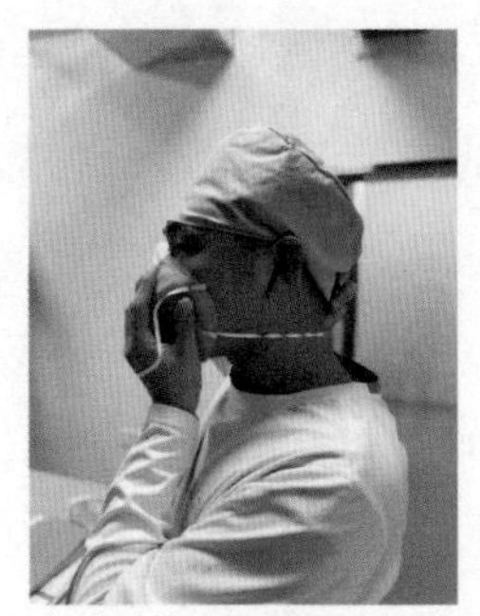

图 1-4-41　先将下方系带固定耳下后方

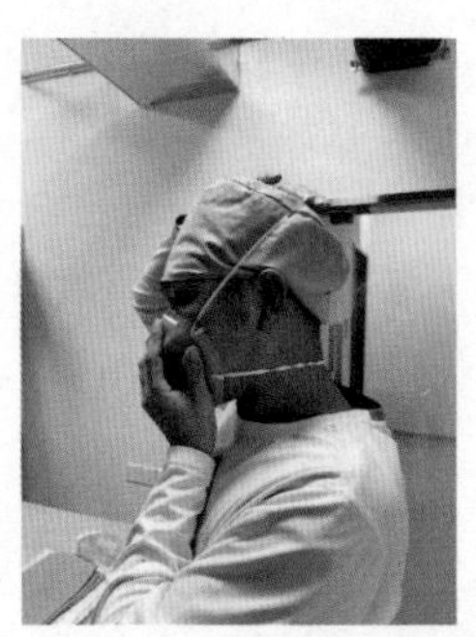

图 1-4-42　上方系带放于耳上方和头顶

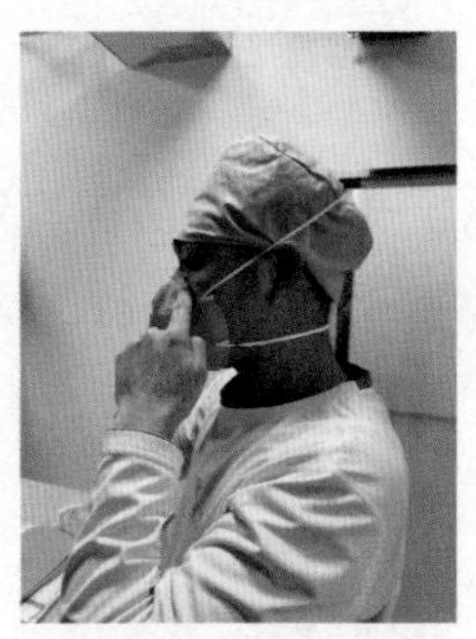

图 1-4-43　双手按压鼻夹从中间往两侧移动

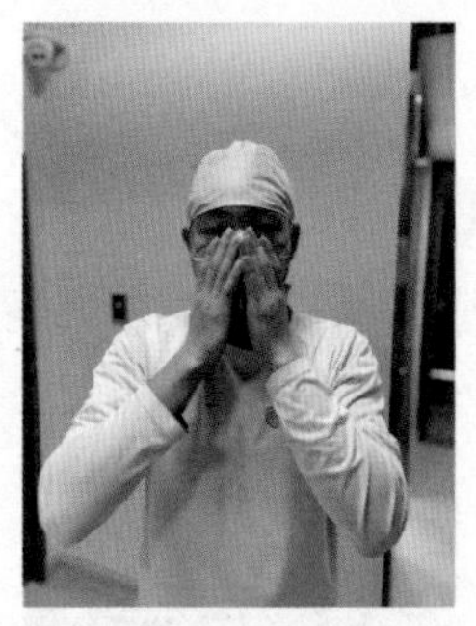

图 1-4-44　呼气两侧无漏气，吸气中间有凹陷

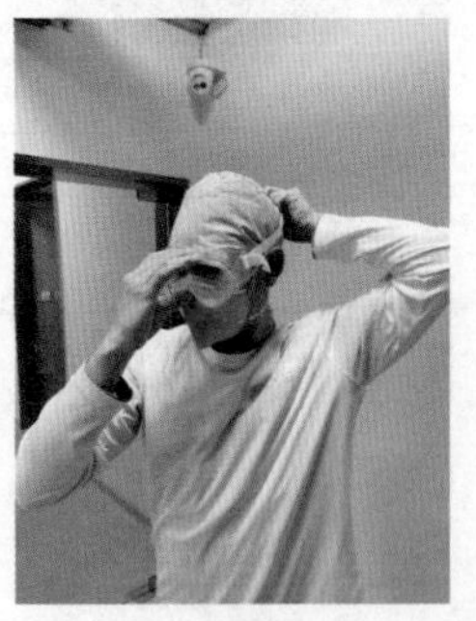

图 1-4-45　戴护目镜，调节护目镜两侧松紧系带

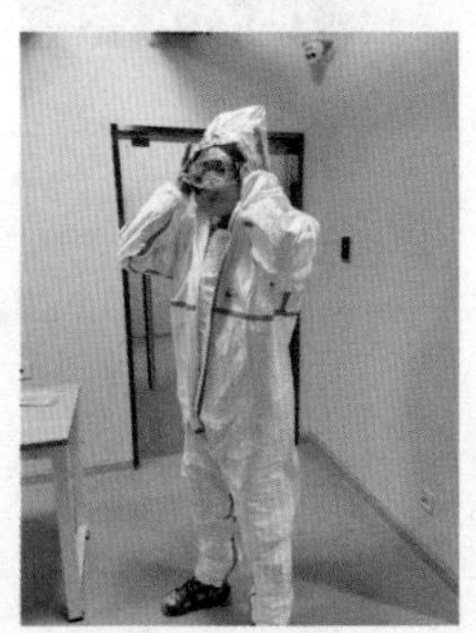

图 1-4-46　穿防护服时记得戴防护服帽子

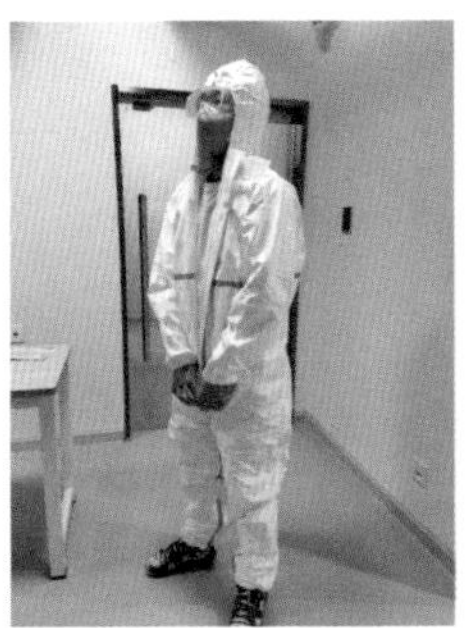
图 1-4-47　拉好拉链

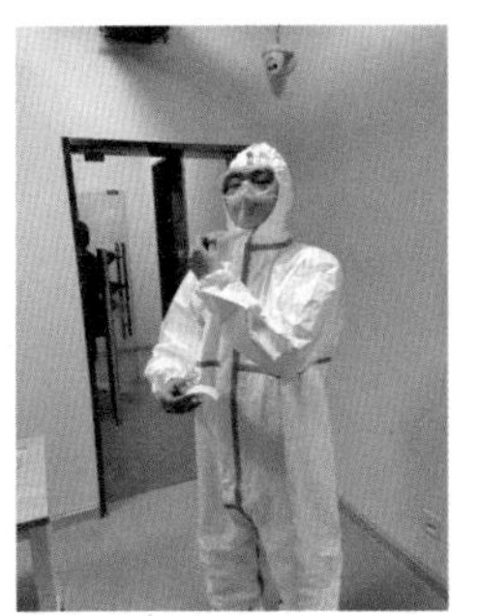
图 1-4-48　贴上胶条

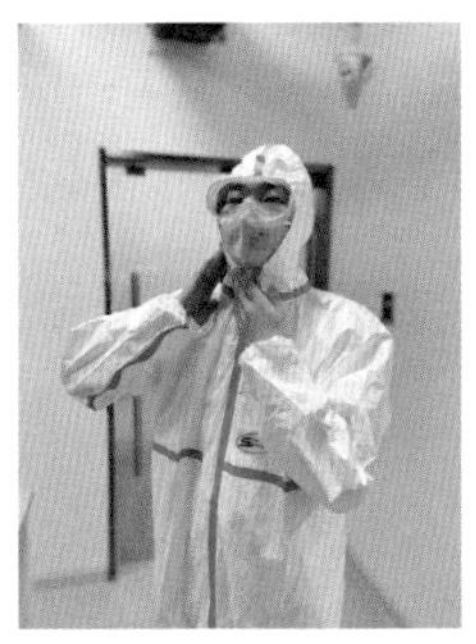
图 1-4-49　检查与衣服结合部紧密性

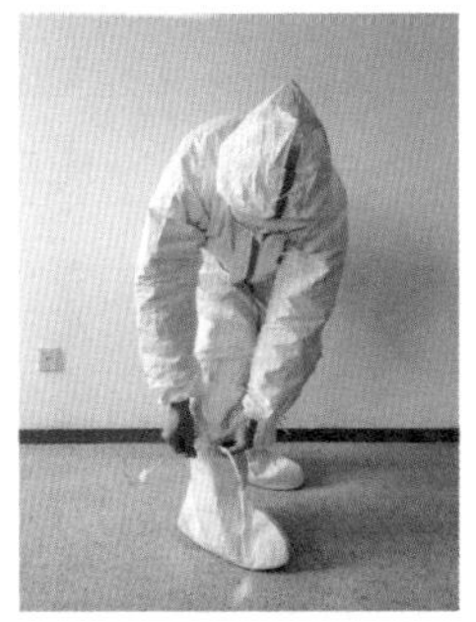
图 1-4-50　穿鞋套，系带在腿外侧

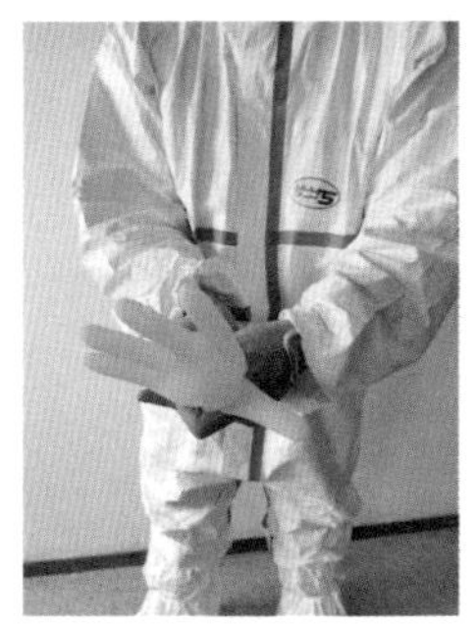
图 1-4-51　检查手套气密性

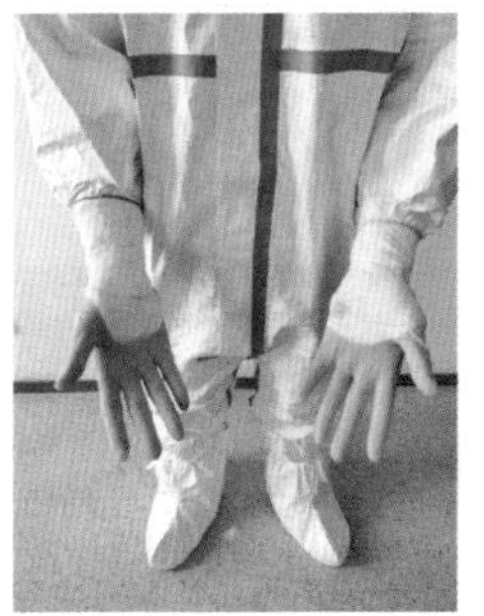
图 1-4-52　戴手套

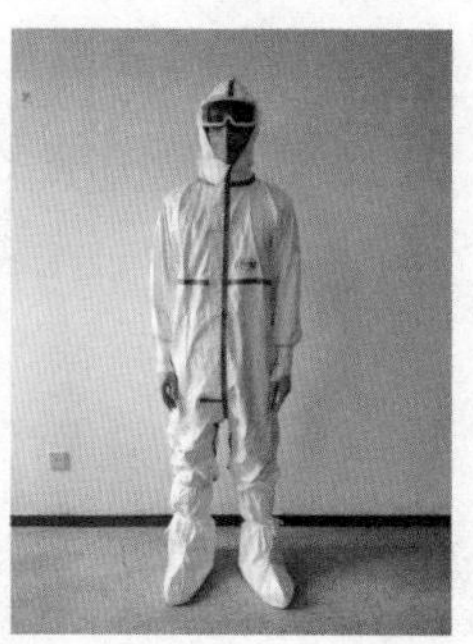
图 1-4-53　穿戴完毕

脱卸流程：手卫生—解开松鞋带及防护服—手卫生—脱手套—手卫生—脱防护服及鞋套—手卫生—脱护目镜—手卫生—脱防护口罩—手卫生—脱帽子—流动水洗手（见图 1-4-54 ~ 图 1-4-87）。

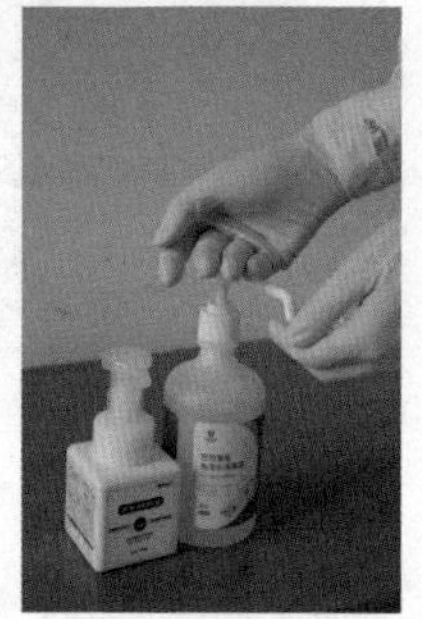
图 1-4-54　手卫生

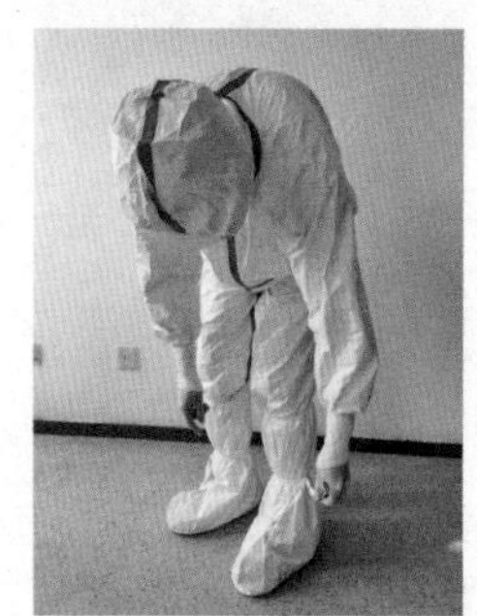
图 1-4-55　解开鞋套系带（无系带可忽略）

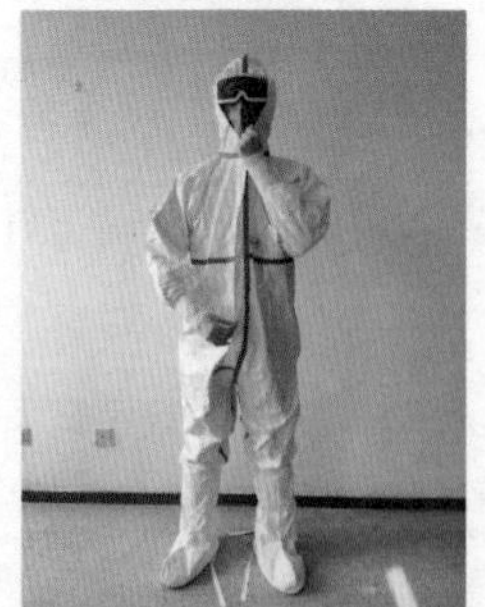
图 1-4-56　解开防护服胶条

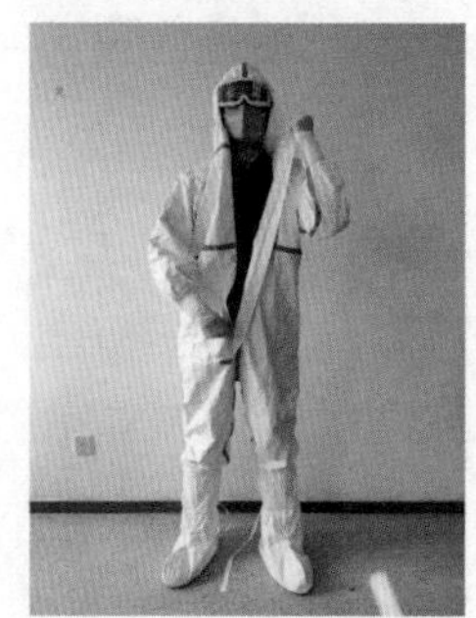
图 1-4-57　拉开防护服拉链

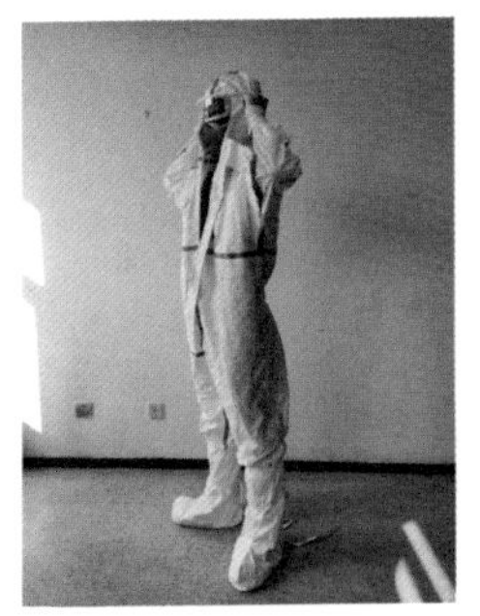

图 1-4-58　将帽子从外拉开

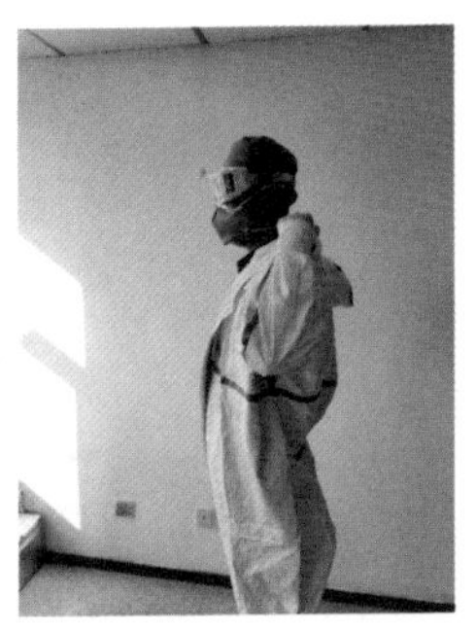

图 1-4-59　肩部稍微拉开，注意手部不要触碰防护服内侧

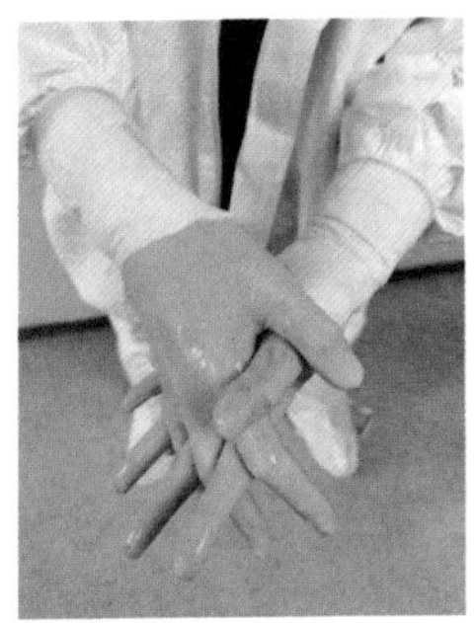

图 1-4-60　手卫生

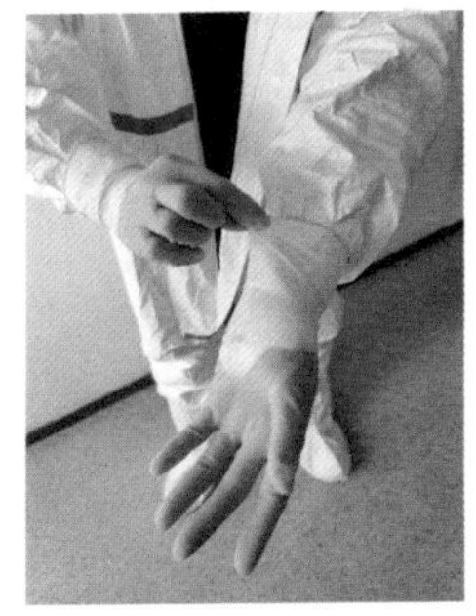

图 1-4-61　脱手套，一手捏起另一只手套外侧

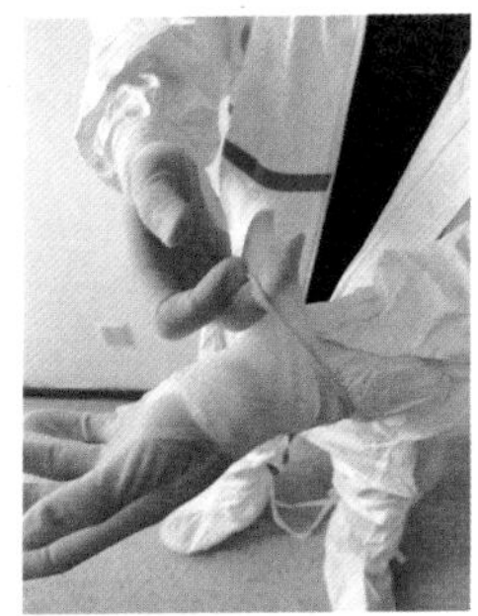

图 1-4-62　不触碰内面，翻卷外拉

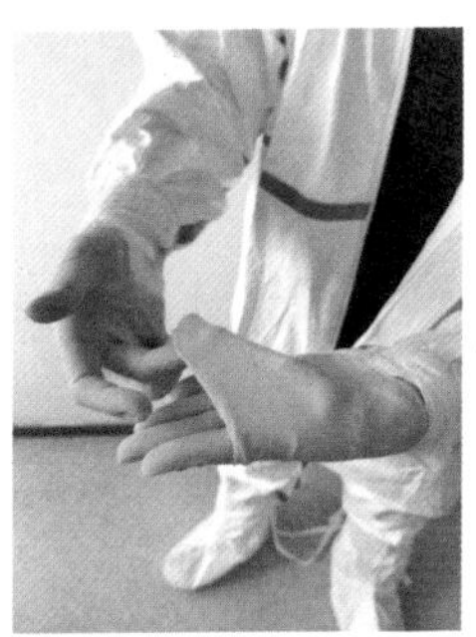

图 1-4-63　不触碰内面，翻卷外拉至一半的位置

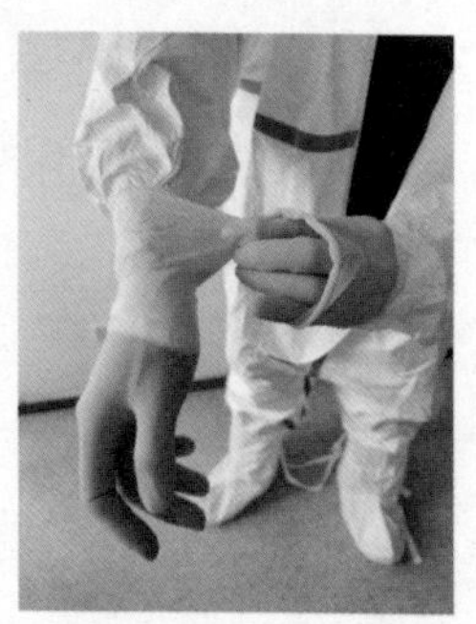

图 1-4-64　已脱下一半的手，捏起另一只手套外侧

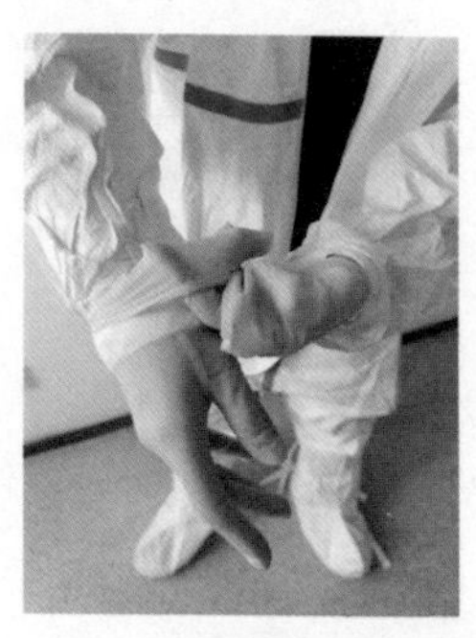

图 1-4-65　不触碰内面，翻卷外拉

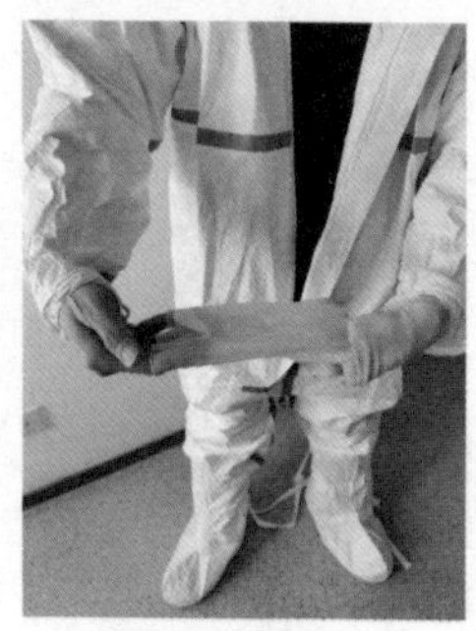

图 1-4-66　将手套完全脱下，拿在手中

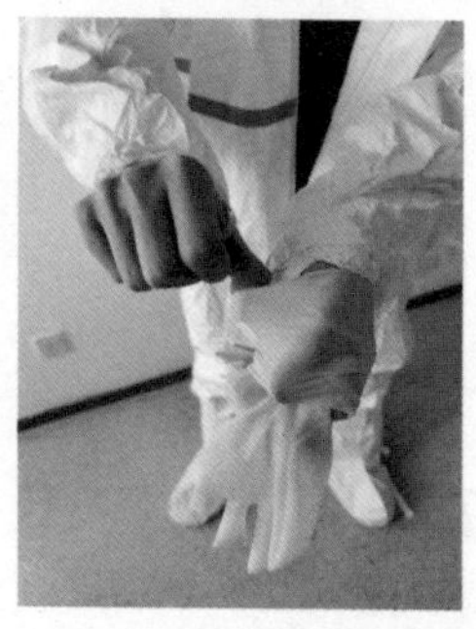

图 1-4-67　脱下手套的手从另一只手套内侧伸入拉下

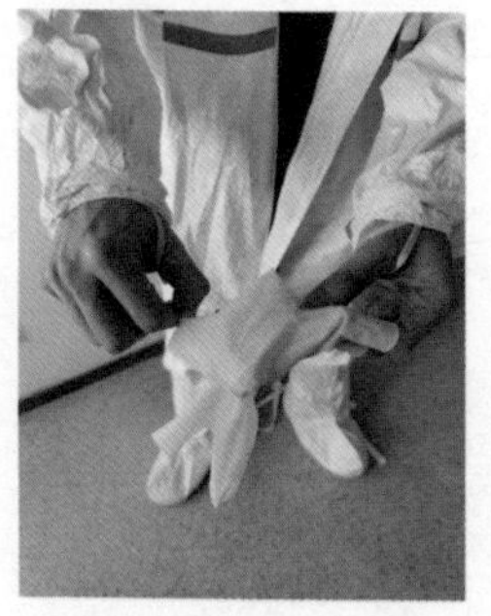

图 1-4-68　拉下时尽量将另一只手套包入手套内

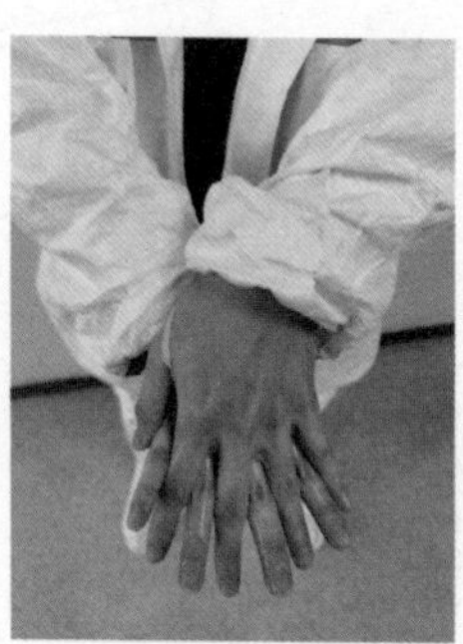

图 1-4-69　手卫生

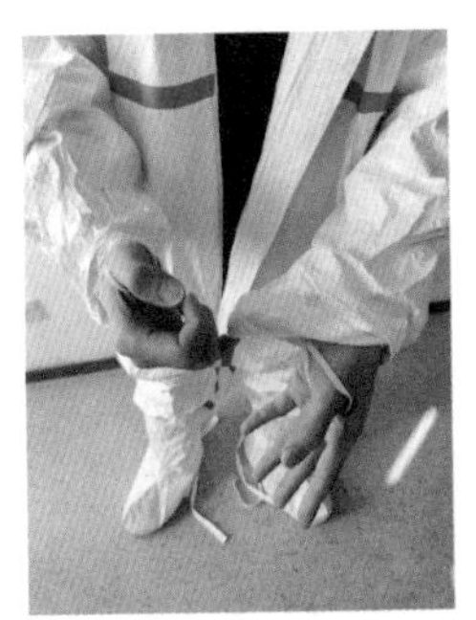

图 1-4-70　两手小指相互将防护服袖口勾下

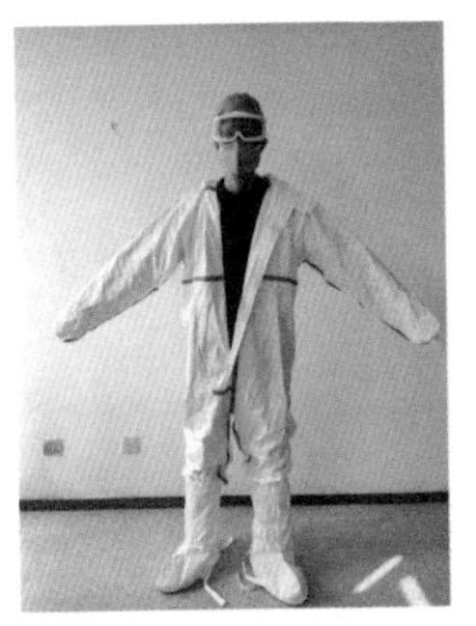

图 1-4-71　手部从防护服内侧抓住防护服

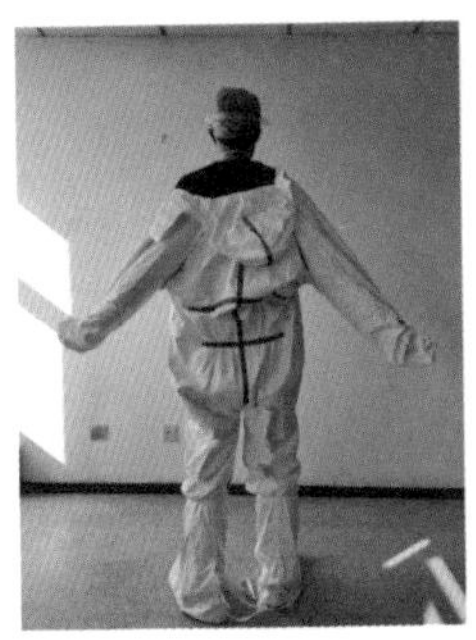

图 1-4-72　从内侧将防护服逐渐拉下

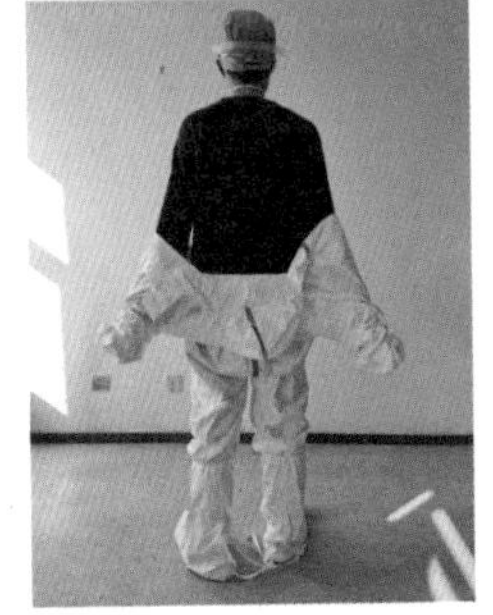

图 1-4-73　从内侧将防护服拉至腰部

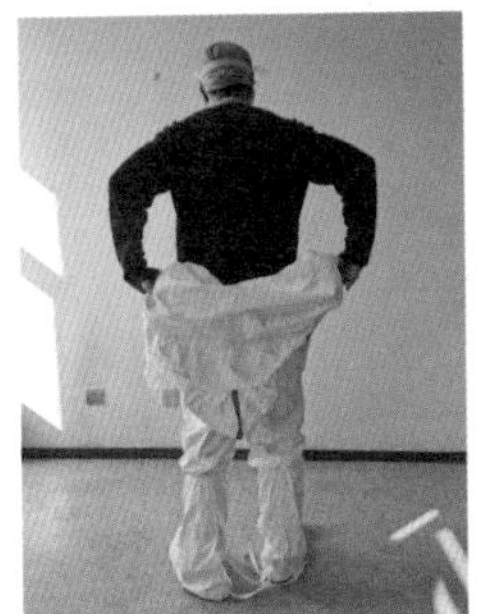

图 1-4-74　手部抽出

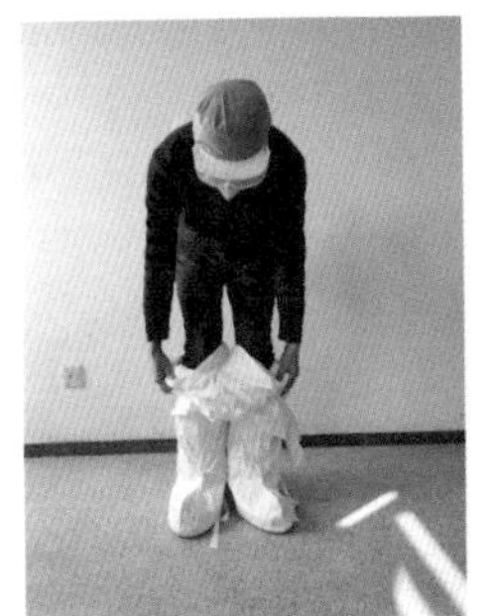

图 1-4-75　将防护服边内卷边继续脱下

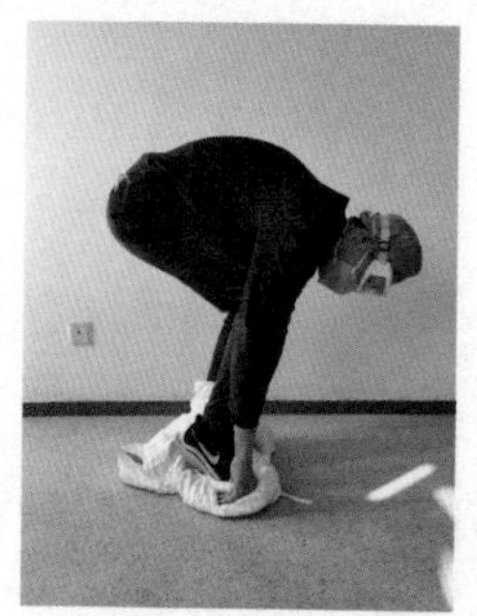

图 1-4-76 卷至下方连同鞋套一并脱下

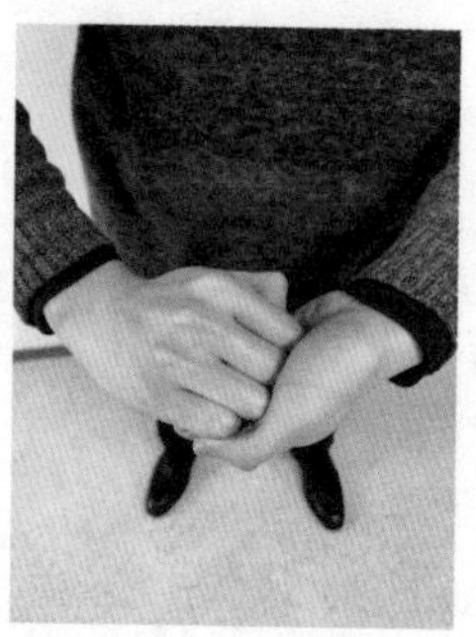

图 1-4-77 手卫生

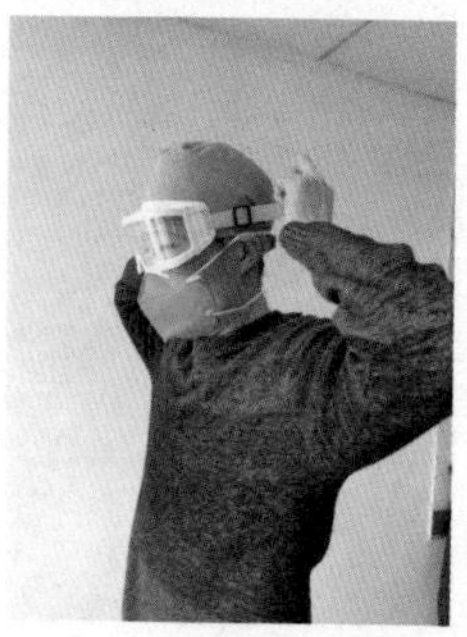

图 1-4-78 将护目镜从侧面或后方松开系带取下，不要用手触碰镜面，取下后放入消毒桶中

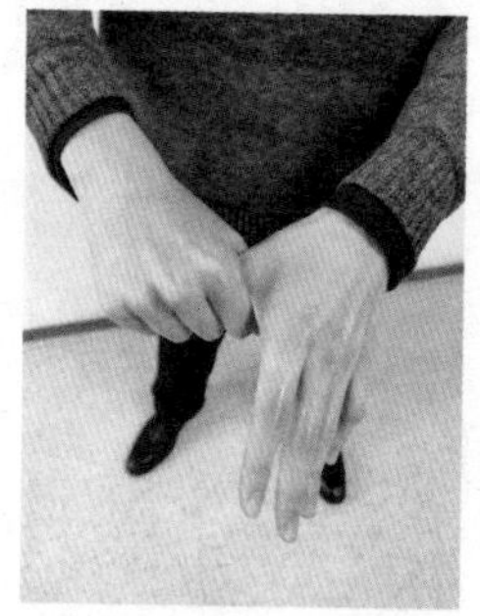

图 1-4-79 手卫生

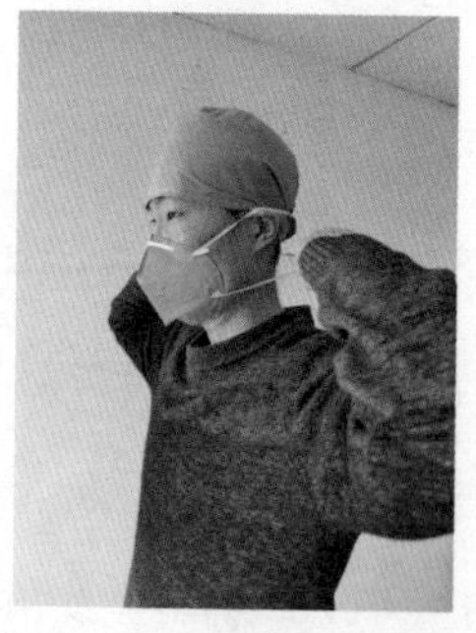

图 1-4-80 脱口罩，先将耳下系带从后向前拉开，注意不触碰口罩面

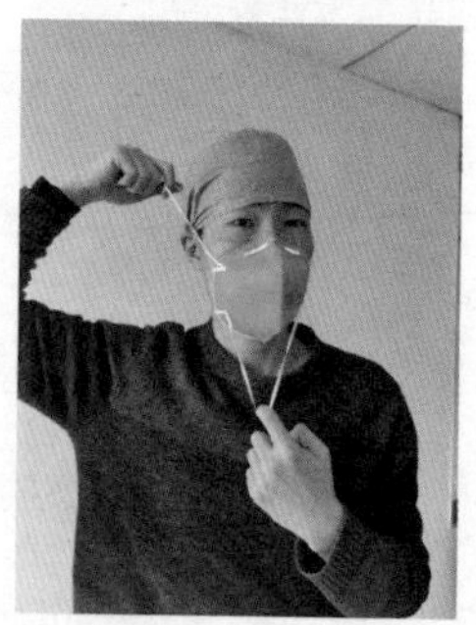

图 1-4-81 一手牵引住已经拉开的系带，另一只手将耳上系带拉开

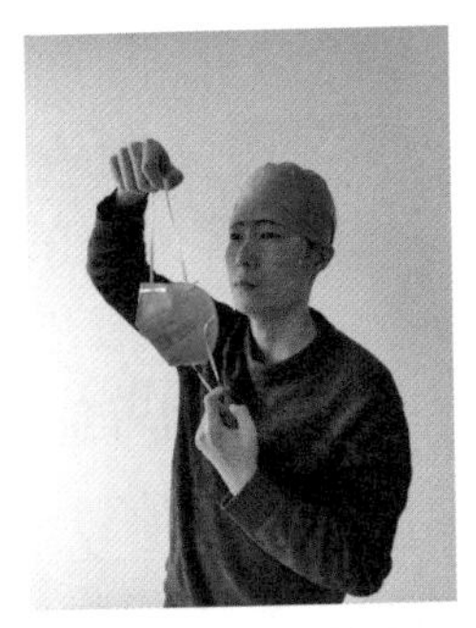

图 1-4-82　两只手牵拉上下系带，脱下口罩

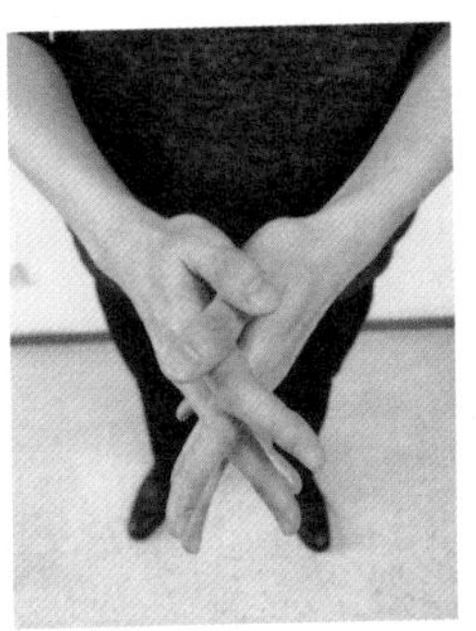

图 1-4-83　手卫生

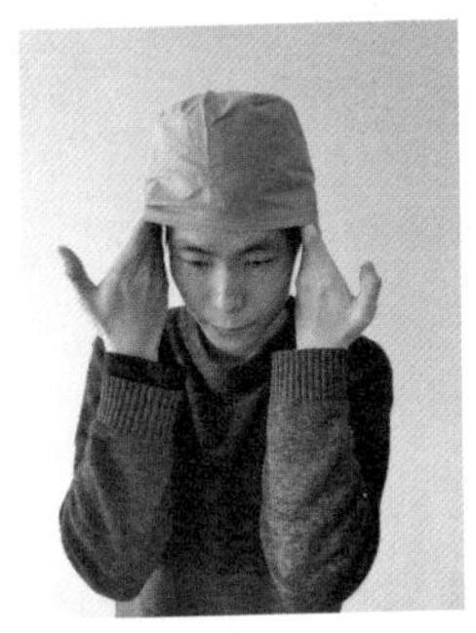

图 1-4-84　脱帽子，双手侧面掏入帽子，将帽子取下后内翻

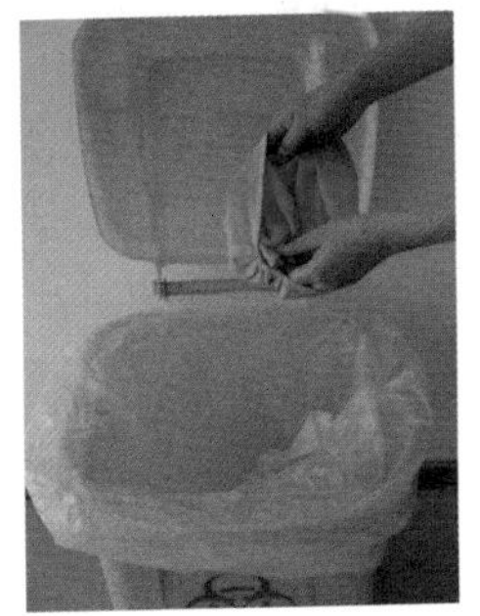

图 1-4-85　将脱下的医废放入医废袋

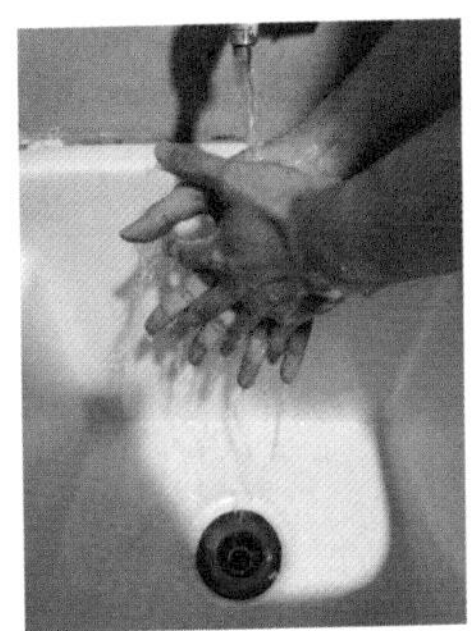

图 1-4-86　手卫生

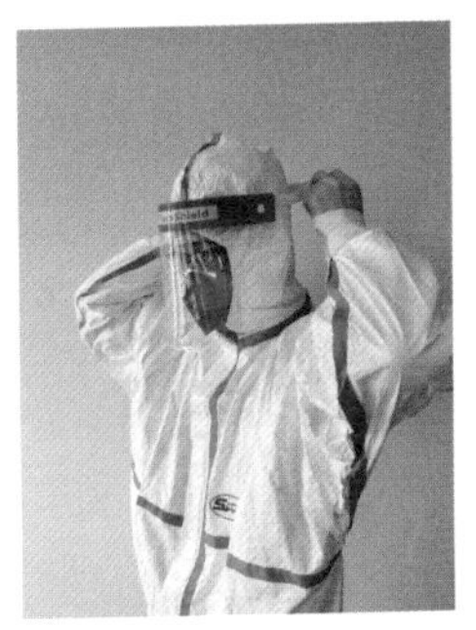

图 1-4-87　如佩戴面屏而非护目镜，则第一步先将面屏脱下，从侧面或后面拉下面屏系带，不要触碰面屏前端

## 四、重复使用个人防护用品的处置流程

### （一）护目镜消毒

将护目镜放入消毒桶（箱）内，护目镜需完全浸没在消毒液液面以下（见图 1-4-88），使用含 250~500 mg/L 有效氯（溴）的消毒液浸泡 15~30 min 或用 1000 mg/L 季铵盐类消毒剂浸泡 1~10 min，消毒完成后用流动水冲洗干净、晾干、保存（见图 1-4-89）。

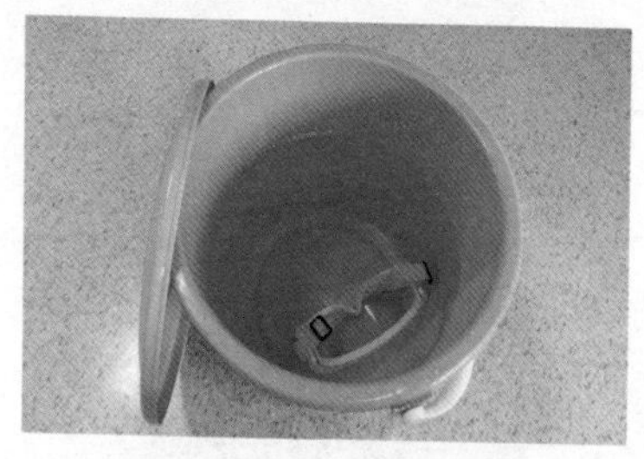

图 1-4-88　物品浸泡消毒时需加盖　　图 1-4-89　消毒后用流动水冲洗

### （二）橡胶手套消毒

重复使用手套需每周进行一次内外消毒，专人专用，标识清晰，不可混用。每次完成日常清洁消毒后，及时用消毒湿巾擦拭手套外侧，或戴着手套双手浸泡在含 250 mg/L 有效氯（溴）的消毒液中消毒，注意手套外侧面均有消毒液湿润，作用 15~30 min 后用流动水洗净、晾干、保存。处置明显污染物或接触感染性病例物品（场所）时，需要及时进行消毒或消毒后作为医废处置。

手套内外实施消毒时，需将手套完全浸没在消毒液中（手套内部同样需浸没消毒液），预防性消毒一般用含 250 mg/L 有效氯（溴）的消毒液浸泡 15~30 min 或用 1000 mg/L 季铵盐类消毒剂浸泡 1~10 min（见图 1-4-90），手套内外均用流动水冲洗干净、晾干、备用（见图 1-4-91）。

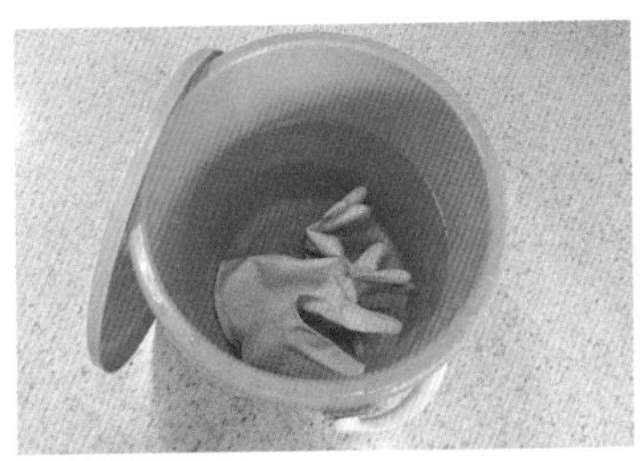
图 1-4-90　手套内外部需浸泡到位，浸泡消毒时需加盖

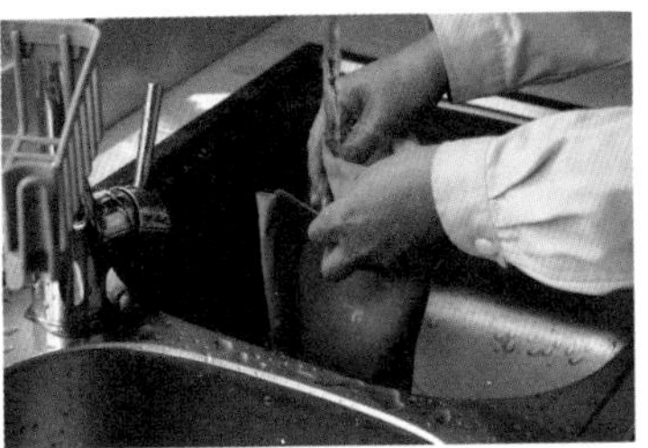
图 1-4-91　消毒后流动水冲洗

# 第二章

## 设施设备

# 第一节　隔离观察室

隔离观察室是指主要用于发生疑似或确诊传染病时，对传染病病例进行隔离观察的场所。

## 一、设置要求

根据养老机构的规模，宜设置相应大小的隔离室或观察室，相对独立、通风良好、有独立卫生间的单人间，原则上不少于 2 间，每间面积不小于 10 $m^2$。

## 二、布局要求

可根据养老机构的建筑布局，原则上在相对独立，处于养老机构常年风向的下风向处设置隔离室或观察室。

（1）有条件的可在养老机构内辟出单独的区域或楼层作为隔离观察区域，将隔离室或观察室设置于该区域内，该区域应设有独立的出入口，与生活区完全分开，隔离、观察人员与其他人员无交集，减少交叉感染的隐患。

（2）建筑物设施（楼层）的端头设置相对独立的隔离区域，隔离室或观察室设置于该区域内，在符合消防要求的前提下，与老年人的生活区有实质性的物理隔断（如门、墙），有通往外环境的独立通道，尽量避免与健康老人的生活区有竖向和横向的交通，避免隔离观察区域污染物的影响，造成交叉感染。

### 三、设施与用品

包括诊察床（观察床）、储物柜、血压计、听诊器、化学消毒剂、医用垃圾桶、医用垃圾袋、防护用品（一次性帽子、一次性医用外科口罩、医用防护口罩、防护眼镜或面屏、隔离衣、医用防护服、防护手套、一次性防护鞋套）、呕吐物污染物处置包等。

养老机构应制定各项规章制度，落实人员岗位责任制，有国家制定或认可的医疗护理技术操作规程，建议制度流程上墙公示。

## 第二节　织物清洗消毒间

织物清洗消毒间是指主要用于养老机构内床单、被褥、地巾等织物清洗消毒的场所。

### 一、设置要求

相对独立，远离老人生活区域或与其有严格的物理隔断，周边环境卫生、整洁。

### 二、设施设备要求

织物清洗消毒应采用湿热清洗消毒机，有单开门湿热清洗消毒机（见图 2-2-1）和卫生隔离式湿热清洗消毒机（见图 2-2-2）。在条件允许的情况下建议选用卫生隔离式湿热清洗消毒机，该清洗设备具有清洗、消毒、脱水且避免交叉污染的功能。卫生隔离式湿热清洗消毒机是在污染区和清洁区各开设一扇舱门，中间有完全物理隔断，使脏污织物由位于污染区一侧的舱门装入，经清洗消毒后，可以实现由位于清洁区一侧的舱门取出，清洗消毒后织物可用织物烘干机（见图 2-2-3）进行烘干。洗涤设备宜不少于 3 台，织物清洗可设置清洗水槽（见图 2-2-4），清洗消毒间面积宜不少于 50 $m^2$。

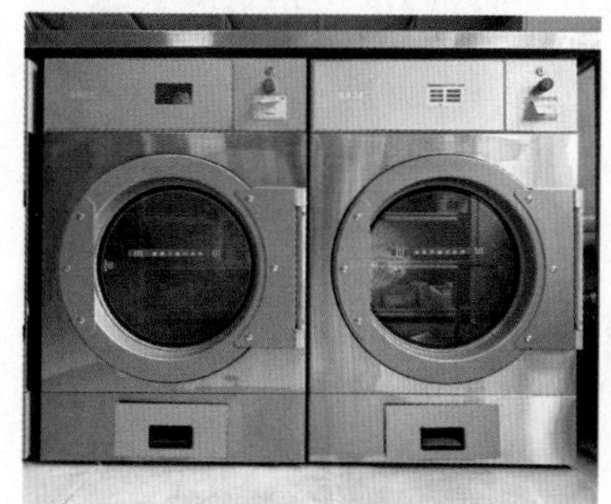

图 2-2-1　湿热清洗消毒机（单开门）

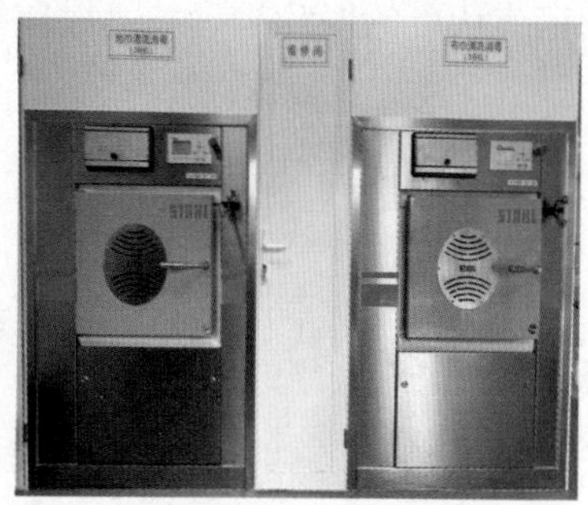

图 2-2-2　卫生隔离式湿热清洗消毒机（双开门）

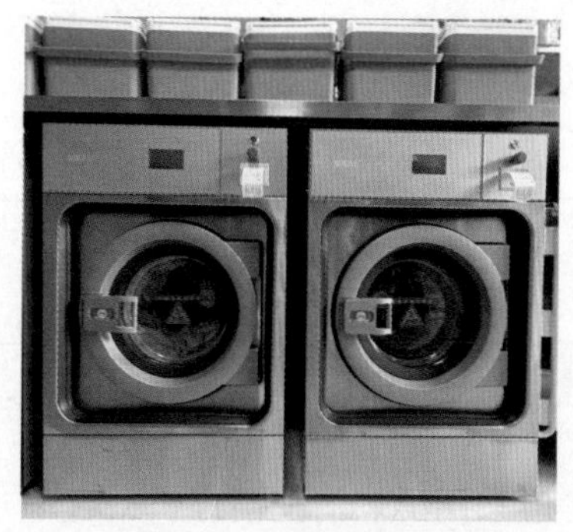

图 2-2-3　织物烘干机

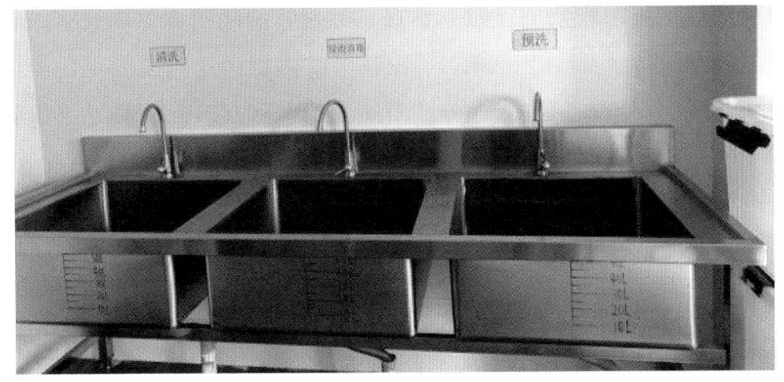

图 2-2-4　清洗水槽

## 三、布局要求

（1）织物清洗消毒间应设有清洁区与污染区：清洁区包括清洁织物的干燥、整理、储存、发放，以及清洁转运工具存放区域等；

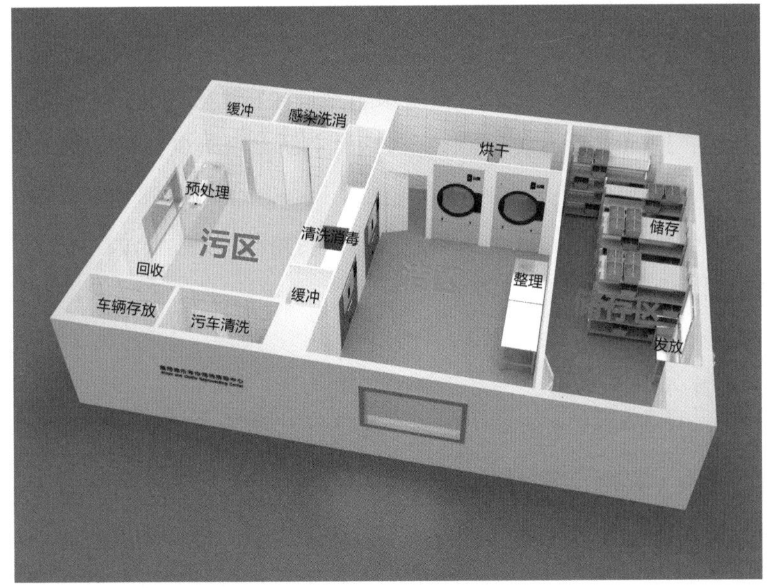

图 2-2-5　织物清洗消毒间布局

污染区包括脏污织物的接收、暂存、分拣、清洗消毒，以及脏污转运工具存放等（见图 2-2-5）。织物清洗消毒运送路线为从污染区到清洁区，不交叉、不逆行，分区明确，标识导向清晰（见图 2-2-6）。

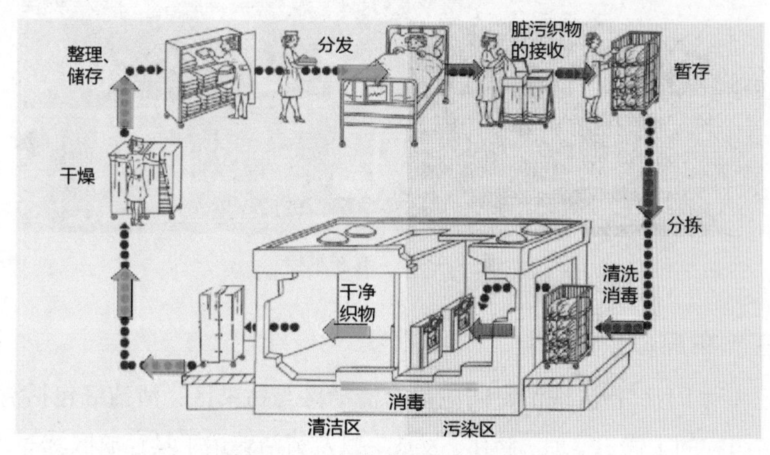


图 2-2-6 织物清洗消毒动线图

（2）工作区域内地面、墙面与工作台面宜坚固平整、不起尘、无缝隙、便于清洁。装饰材料防水防潮、耐腐蚀及防火。工作台面耐腐蚀，地面防滑防水，工作区域内宜有防尘、防虫、防鼠等设施。内部踢脚与地面交界处的阴角宜做成 R ≥ 30 mm 的圆角，其他墙体交界处的阴角宜做成小圆角，内墙体转角和门的竖向侧边的阳角宜为圆角。

## 四、清洗消毒要求

（1）织物清洗消毒应遵循“先清洗，后消毒”原则，根据织物的种类（衣物、床上用品、公共区域用品等），来源（同一房间、同一楼层等），污染情况等（正常替换的织物、被污染的织物、疑似病例的织物等），选择相应的处理程序，进行分机或分批次分类清洗消毒。老年人使用的枕芯、被褥、床垫等宜单独洗涤、消毒。

（2）公共区域使用的隔帘、窗帘、地垫以及地巾、抹布等保洁用品宜用专机进行分批、单独、分类清洗消毒，不与常规替换的衣物等混洗，有条件的可设置独立的清洗消毒区域（见图 2-2-7、图 2-2-8）。

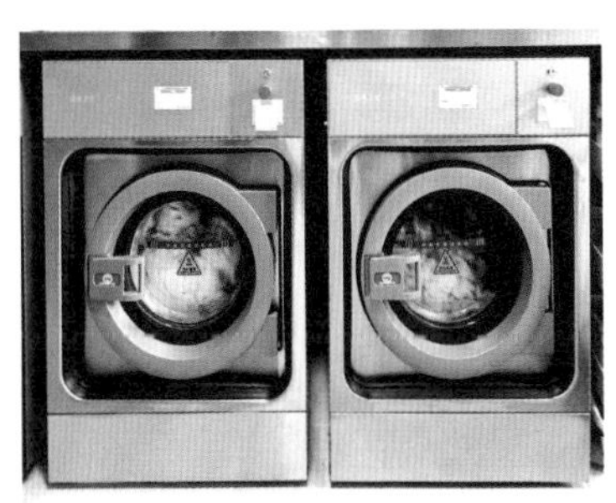

图 2-2-7　地巾、窗帘专机清洗

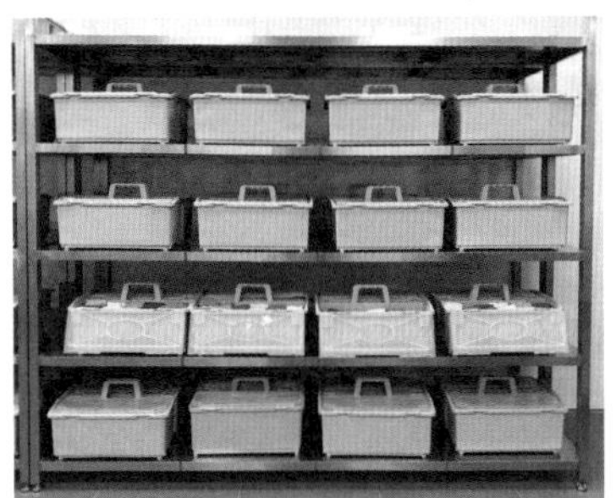

图 2-2-8　干净地巾等保洁用品的存放

（3）隔离（备用）观察室、普通感染性疾病老人所使用的织物，以及被污染物污染的织物应有专机进行清洗消毒，不得与常规清洗消毒物品混洗。

（4）如出现传染病病例，对于其产生的可重复使用的卫生用品，清洗消毒应按照 DB31/T397—2021《医源性织物清洗消毒卫生要求》的标准执行或依据医疗废弃物规范处置。

（5）脏污织物应使用专用容器（见图 2-2-9）收集和转运，

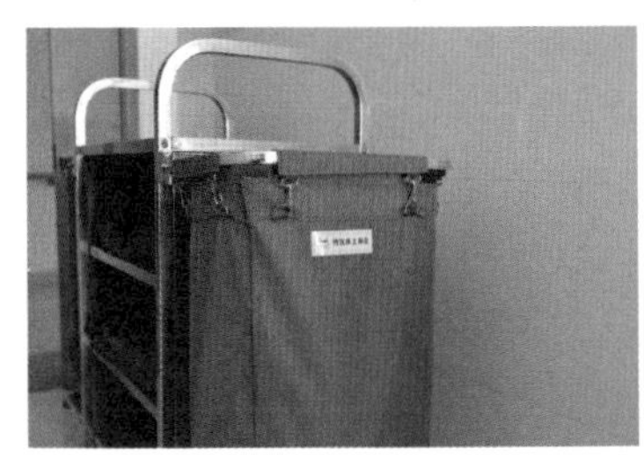

图 2-2-9　脏污织物车

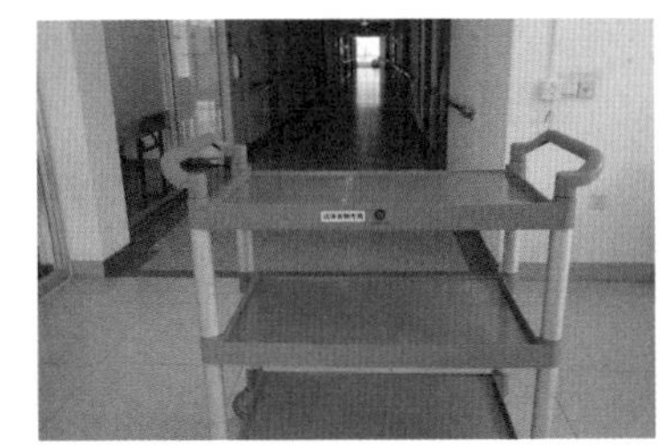

2-2-10　清洁织物车

每次使用专用转运容器和暂存场所后及时对相关的物体表面和环境进行清洁与消毒，应定期对室内空气、环境和物体表面进行消毒。

（6）清洗消毒干燥后织物，用清洁织物专用车（见图 2-2-10）运送。清洁织物应分类存放于清洁区的专用货架。存放清洁卫生用品的货架宜距离地面 20~25cm，宜距离墙面 5~10cm，距离天花板应不小于 50cm。

## 第三节　保洁用品清洗消毒间

保洁用品清洗消毒间是指主要用于保洁工具清洗、消毒与存放，使用中的地巾、拖布或其他脏污织物清洗消毒、烘干、存放等的场所。

### 一、设置要求

不宜与茶水间、诊疗室等场所邻近设置，周边环境卫生、整洁，设有清洗消毒区域（见图 2-3-1）、物品存放区域和（或）抹布及拖把暂存区域（见图 2-3-2）。每一楼层需至少设置一间。

### 二、设施设备要求

应根据要求，设置满足分类清洗的水槽或保洁用品专用清洗设备，如机构内设有统一的保洁用品洗涤中心，可无须在各楼层配置清洗消毒设备。

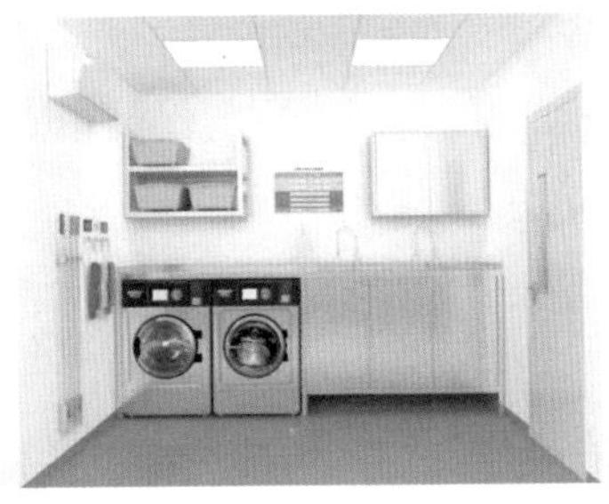

图 2-3-1　清洗消毒间

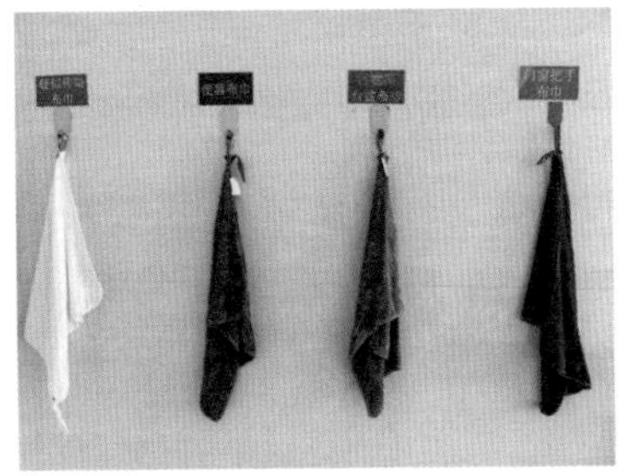


图 2-3-2　抹布悬挂处

## 三、场所要求

工作区域内地面、墙面与工作台面应坚固平整、不起尘、无缝隙、便于清洁消毒。应定期对室内空气、环境和物体表面进行消毒。

## 四、洗涤与存放

（1）保洁用品清洗消毒间专用清洗消毒设备应由专人负责，定期进行清洁消毒。

（2）地垫与清洁消毒用毛巾、地巾等保洁用品应分批、单独、分类清洗消毒，消毒后的保洁用品应分类存放，标识清晰。

# 第四节　污物处置间

污物处置间是指主要用于便器的清洗、消毒及便器内污物倾倒等的场所。

## 一、设置要求

设于每层老人生活区域，要求为独立的房间，宜与保洁用品清洗消毒间相邻，应远离配餐间、茶水间。

## 二、设施设备要求

应配备消毒设备（如紫外线灯等）、排污设备、清洗消毒设备[如水池、消毒浸泡池，有条件的机构结合自身实际需要，可配备全自动复用便器清洗消毒器（见图 2-4-1）和（或）全自动一次性便器粉碎消毒器（见图 2-4-2）、尿不湿（护理垫）粉碎消毒器等（见图 2-4-3）。相应的防护用品（一次性帽子、一次性口罩、专用工作服、防护眼镜或面屏、隔离衣、防水围裙、防护手套或橡胶手套、一次性防护鞋套或雨靴等），呕吐物污染物处置包等，以及相应的储物柜和卫生用品（如尿垫、便盆，有条件的可配备一次性可降解便盆）等。

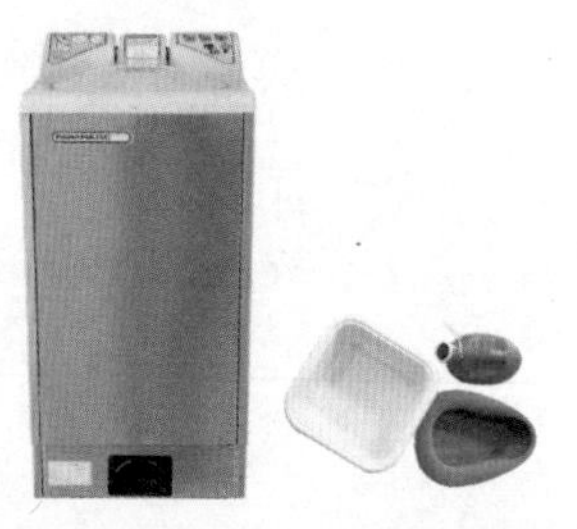

图 2-4-1　复用便器清洗消毒器

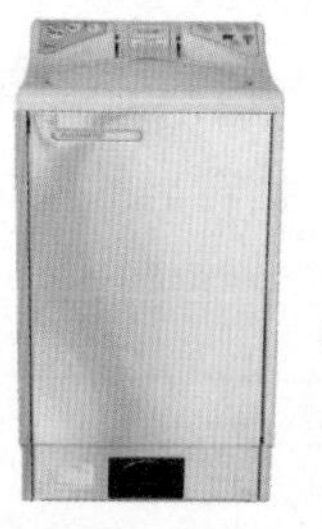

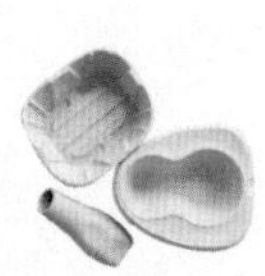

图 2-4-2　一次性便器粉碎消毒器

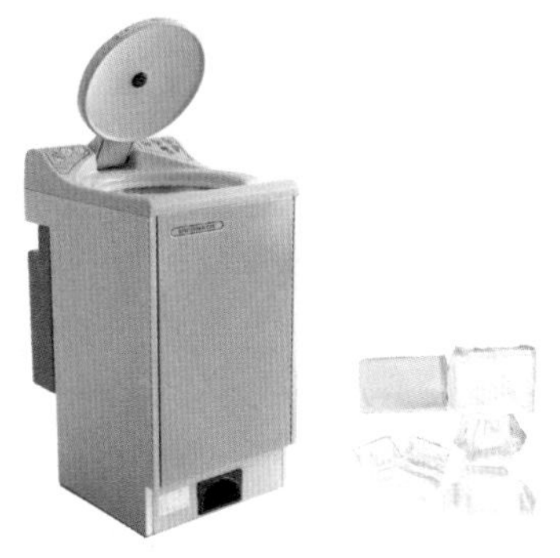

图 2-4-3　尿不湿（护理垫）粉碎消毒器

## 三、场所要求

应设有防水、防潮、耐腐蚀及防火装置；下水管道和污物管道应设有防止液体、气体反流的装置；室内地面宜以分色形式管理，标识出相对污染和清洁区域。

各项规章制度和清洗消毒操作规程应上墙公示。

## 四、清洁消毒要求

（1）日常应保持污物处置间的整洁和干燥，开窗通风，经常保持室内空气流通。

（2）每次处置老人污染的尿垫、呕吐物、分泌物、吐泻物、便盆等污染物后，或污物处置间（见图 2-4-4）内有明显脏物时，应立即对污物处置间桌面、设施设备表面、墙面、地面等环境物体表面进行消毒，必要时应对室内空气进行消毒。

（3）应遵循先清洁，再消毒（污染危害严重的应按消毒—清洁—消毒的顺序），由洁到污，由污染轻微到污染严重，由上到下的原则和顺序，开展消毒工作。

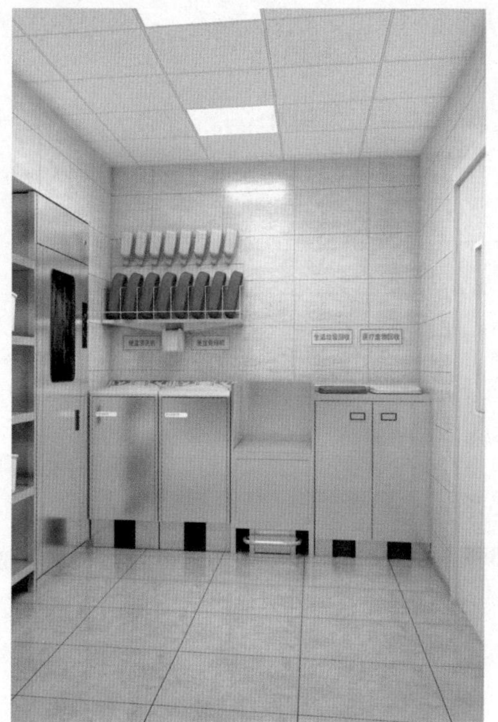

图 2-4-4 污物处置间（展示图）

# 第三章

## 消毒药械

# 第一节　选购与使用原则

## 一、索证

### （一）消毒产品生产企业卫生许可

根据《消毒管理办法》《消毒产品生产企业卫生许可规定》的要求，消毒产品生产企业应当取得省级卫生行政部门颁发的《消毒产品生产企业卫生许可证》（见图 3-1-1）。

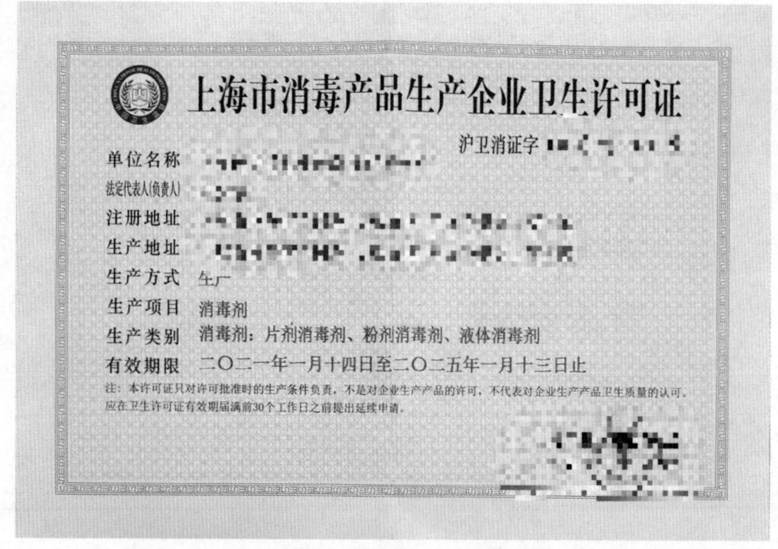

上海市消毒产品生产企业卫生许可证

沪卫消证字

单位名称

法定代表人(负责人)

注册地址

生产地址

生产方式　生产

生产项目　消毒剂

生产类别　消毒剂：片剂消毒剂、粉剂消毒剂、液体消毒剂

有效期限　二〇二一年一月十四日至二〇二五年一月十三日止

注：本许可证只对许可批准时的生产条件负责，不是对企业生产产品的许可，不代表对企业生产产品卫生质量的认可。应在卫生许可证有效期届满前30个工作日之前提出延续申请。

图 3-1-1 消毒产品卫生许可证

上海市应按照《上海市人民政府关于下放浦东新区一批行政审批的决定》（沪府发〔2015〕56 号）的要求，由上海市卫生健康委员会负责本市除浦东新区以外行政区域内消毒产品生产企业卫生许可的审批，上海市浦东新区卫生健康委员会负责浦东新区消毒产品生产企业的卫生许可审批。

对利用新材料、新工艺技术和新杀菌原理生产的消毒剂和消毒器械颁发新消毒产品卫生许可批件，按照“三新”产品要求另行规定。

### （二）消毒产品卫生安全评价报告

消毒产品卫生安全评价是指消毒产品首次上市前，产品责任单位对除“三新”以外的第一类、第二类产品的标签说明书、检验报告、企业标准、产品配方或结构等是否符合国家法规标准进行全面的卫生质量评估，形成卫生安全评价报告，评估合格后可上市销售（见图3 1 2）。

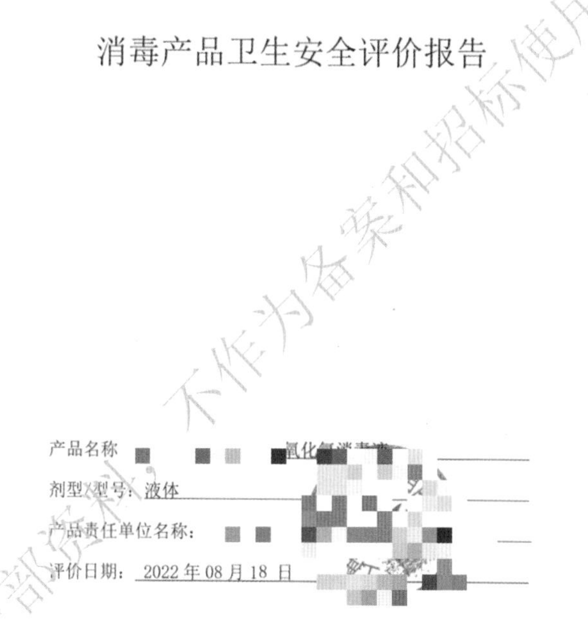

消毒产品卫生安全评价报告

产品名称：

剂型/型号：液体

产品责任单位名称：

评价日期：2022年08月18日



图 3-1-2 消毒产品卫生安全评价报告

### （三）检测报告

检测报告一般包括封面、基本情况和附件（见图 3-1-3）。附件包含的内容一般比较多，养老机构作为消毒产品的使用单位，在履行索证职责时仅需索取检测报告结论页即可（见图 3-1-4）。

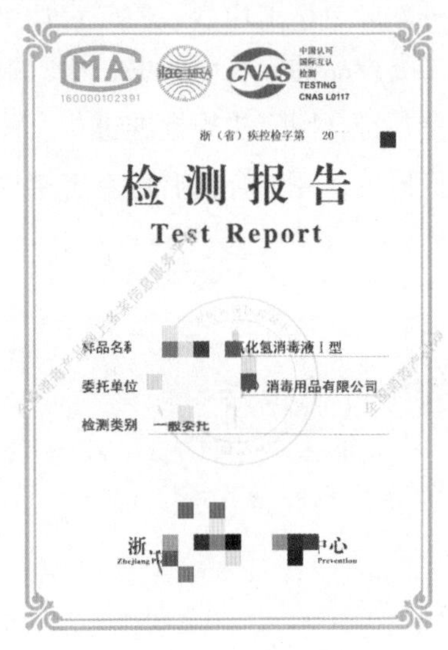


图 3-1-3　检测报告

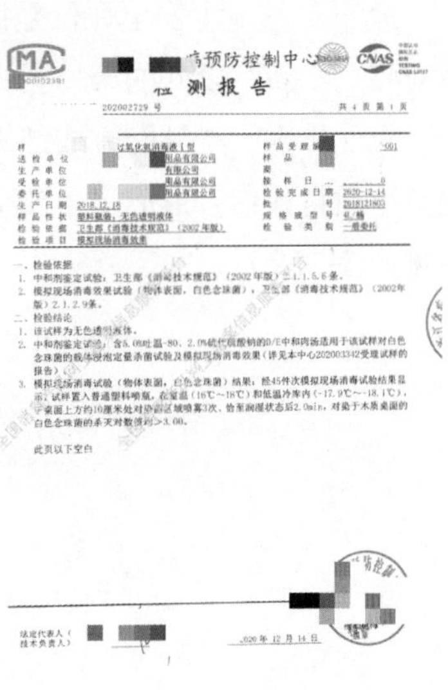


图 3-1-4　结论页

### （四）备案信息查询

已备案的消毒产品信息可在全国消毒产品网上备案信息服务平台确认（网址：https：//credit.jdzx.net.cn/xdcp，页面见图 3-1-5）。

养老机构消毒产品采购验收人员可通过全国消毒产品网上备案信息服务平台，对产品资料进行查验，重点查看评价报告中的产品名称、责任单位、生产企业卫生许可类别、检测报告、标签说明书上内容等相关信息是否与实际产品标签说明书上标注的内容一致（见图 3-1-6~ 图 3-1-8）。

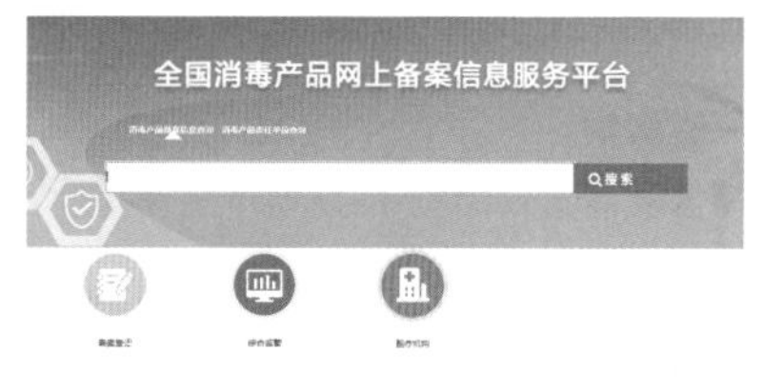


图 3-1-5　网上备案信息平台

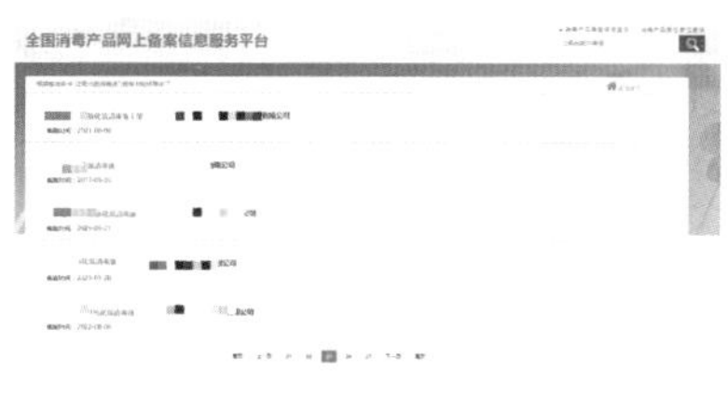


图 3-1-6　查询内容

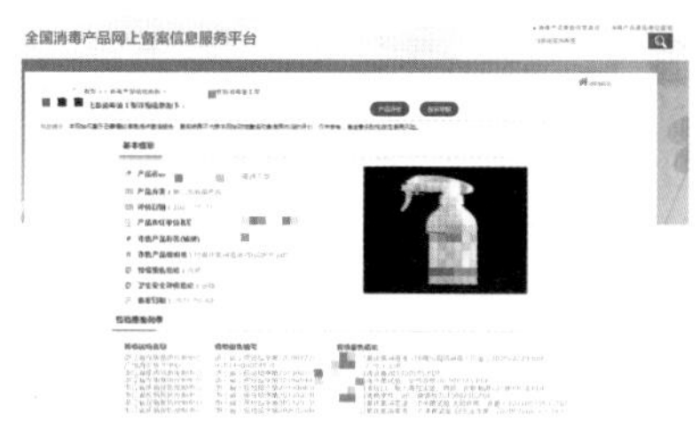


图 3-1-7　信息详情

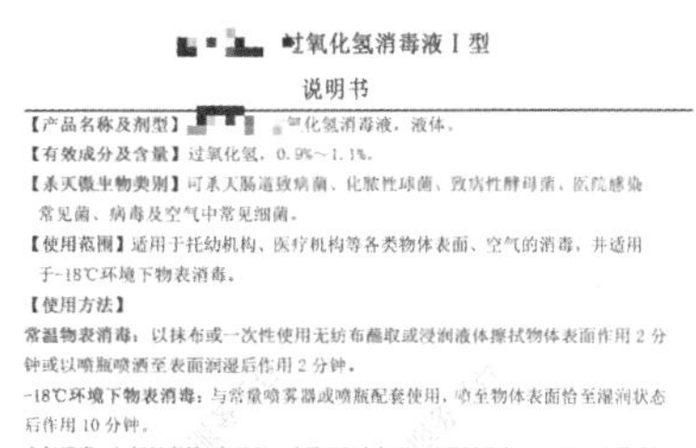

过氧化氢消毒液 I 型

说明书

【产品名称及剂型】过氧化氢消毒液，液体。

【有效成分及含量】过氧化氢，0.9%～1.1%。

【杀灭微生物类别】可杀灭肠道致病菌、化脓性球菌、致病性酵母菌、医院感染常见菌、病毒及空气中常见细菌。

【使用范围】适用于托幼机构、医疗机构等各类物体表面、空气的消毒，并适用于-18℃环境下物表消毒。

【使用方法】

**常温物表消毒：** 以抹布或一次性使用无纺布蘸取或浸润液体擦拭物体表面作用 2 分钟或以喷瓶喷洒至表面润湿后作用 2 分钟。

**-18℃环境下物表消毒：** 与常量喷雾器或喷瓶配套使用，喷至物体表面恰至湿润状态后作用 10 分钟。

**空气消毒：** 与超低容量（气溶胶）喷雾器配套使用，喷雾用量为 10ml/m²，喷雾后作

图 3-1-8　产品说明书

## 二、详阅产品说明书

产品说明书上的产品名称与备案信息、产品标签和卫生安全评价报告上的产品名称必须完全一致。

使用前，应重点阅读产品说明书中的使用范围、使用方法和使用浓度、注意事项、有效期等，消毒剂还要重点看有效成分及含量，消毒器械重点看杀菌因子及强度。按照产品说明书中所列要求进行操作（见表 3-1-1、表 3-1-2）。

表 3-1-1　消毒剂说明书阅读内容举例

<table>
<tr><th>阅读内容</th><th>消毒剂<br>（以某品牌含氯消毒剂为例）</th></tr>
<tr><td>使用范围</td><td>适用于环境表面和物品的消毒。</td></tr>
<tr><td>使用方法和使用浓度</td><td>
<table>
<tr><th>消毒对象</th><th>使用浓度<br>（有效氯 mg/L）</th><th>配制方法<br>（2L 水加入量）</th><th>消毒方式及作用时间</th></tr>
<tr><td>血液、粘液等体液污染物品</td><td>5000</td><td>20 片</td><td>浸泡、喷洒消毒 60 分钟</td></tr>
<tr><td>医院一般污染物品及环境</td><td>500</td><td>2 片</td><td>浸泡、喷洒、擦拭消毒 30 分钟</td></tr>
<tr><td>食品、饮水、制药等制造行业环境及一般物品</td><td>500</td><td>2 片</td><td>浸泡、喷洒、擦拭消毒 30 分钟</td></tr>
<tr><td>卫生用具</td><td>500</td><td>2 片</td><td>浸泡、喷洒、擦拭消毒 30 分钟</td></tr>
<tr><td>公共场所物品及环境</td><td>500</td><td>2 片</td><td>浸泡、喷洒、擦拭消毒 10 分钟</td></tr>
<tr><td>家用物品衣被织物及环境</td><td>500</td><td>2 片</td><td>浸泡、喷洒、擦拭消毒 10 分钟</td></tr>
<tr><td>托幼机构桌椅玩具及环境</td><td>500</td><td>2 片</td><td>浸泡、喷洒、擦拭消毒 10 分钟</td></tr>
<tr><td>一般食饮具</td><td>250</td><td>1 片</td><td>先去残渣，清洗后再浸泡消毒 10 分钟以上，用清水冲洗干净</td></tr>
</table>
</td></tr>
<tr><td>注意事项</td><td>① 本品为外用消毒剂，不得口服。如误服即喝适量牛奶中和稀释，并到医院就诊。<br>② 本品对皮肤和黏膜有刺激性，请勿直接接触。使用时应注意个人防护，并佩戴防护眼镜、口罩、手套。<br>③ 若皮肤或眼睛沾染本品，应立即用大量流动水冲洗，严重时应及早就医。<br>④ 应用液现用现配。使用前请用测氯试纸测定有效氯浓度。<br>⑤ 开启使用后，剩余消毒剂应盖紧，避免受潮，冬季可用温水（20℃）配制。<br>⑥ 本品对金属有腐蚀性，对织物有漂白作用，不宜用于丝绸、毛料、尼龙、易褪色织物及皮革制品，慎用于金属、漆器、油漆表面的消毒。<br>⑦ 避光、密封，阴凉处保存。置于儿童不易触及处。</td></tr>
</table>

表 3-1-2　消毒器械产品说明书阅读内容举例

| 阅读内容 | 消毒器械<br>（以某品牌紫外线灯为例） |
| --- | --- |
| 使用范围 | 本产品适用于室内空气消毒、硬质物体表面消毒。 |
| 使用方法和使用浓度 | 【使用方法】<br>◇ 从包装袋中取出灯管，用酒精润湿的棉球或纱布擦净灯管。<br>◇ 安装条件：紫外线杀菌灯的接线方法及镇流器器材配备与直管式荧光灯相同。（下图为电气接线图）。<br>镇流器<br>~220V<br>启动器<br>◇ 每立方米空间紫外线平均功率不得少于 1.5W，一般室内每 10 ㎡安装 30W 紫外线杀菌灯 1 支，可采用悬挂式或移动式照射及消毒箱内照射。<br>◇ 打开紫外线杀菌灯，每次照射 60min 以上，用于物体表面消毒时，灯管与被消毒物体表面的距离不得超过 1m。 |
| 注意事项 | ① 本产品在工作时，禁止有人或动物在场，以避免紫外线直接照射到眼睛和皮肤，造成身体损伤。<br>② 本产品不具备防水功能，请勿水中清洗或雨淋。<br>③ 本产品严禁让儿童触碰，以免造成紫外线带来的伤害或是玻璃制品破损伤人。<br>④ 若本产品使用中有故障，非专业人士请勿自行拆装修理，请及时联系我司。<br>⑤ 应保持紫外线灯管表面清洁，防止污垢或灰尘阻挡紫外线输出，影响杀菌消毒效果。<br>⑥ 安装时注意不要用力过大，防止灯管破损而划伤身体。<br>⑦ 本产品为低压高强汞灯，请勿随意丢弃灯管，爱护环境。 |

# 第二节 常用消毒剂配制方法

## 一、场所要求

工作人员在室外配制消毒剂时，应远离人群；在室内配制消毒剂时，应确认室内无其他无关人员，打开门窗，保持室内通风状态。

## 二、配制前物品准备

手套、工作服或隔离衣、口罩、量杯、搅拌棒、水桶或面盆（带盖）、消毒片、快速测定浓度试纸、量勺、电子秤（见图 3-2-1~图 3-2-8）。

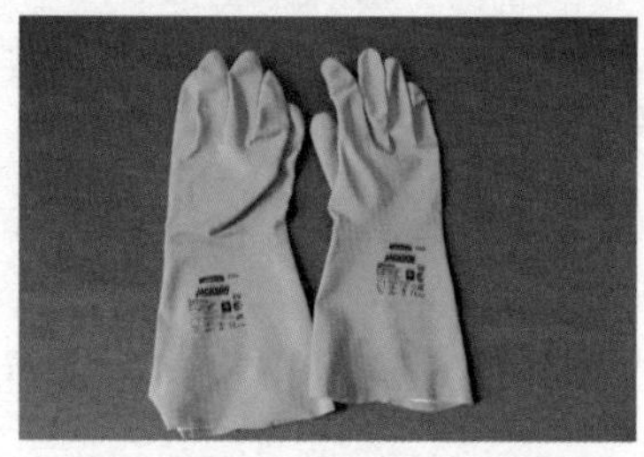

图 3-2-1 手套

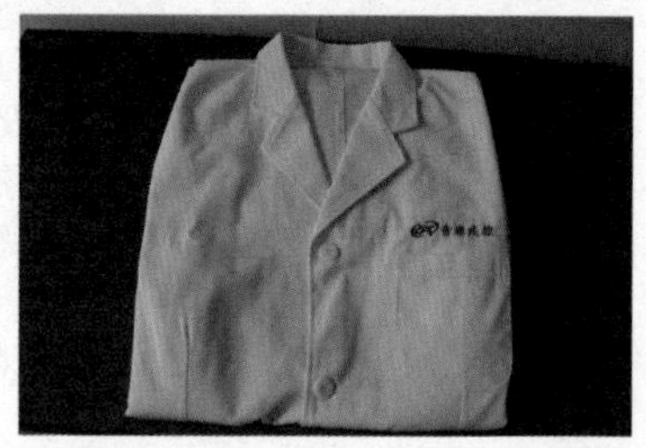

图 3-2-2 工作服

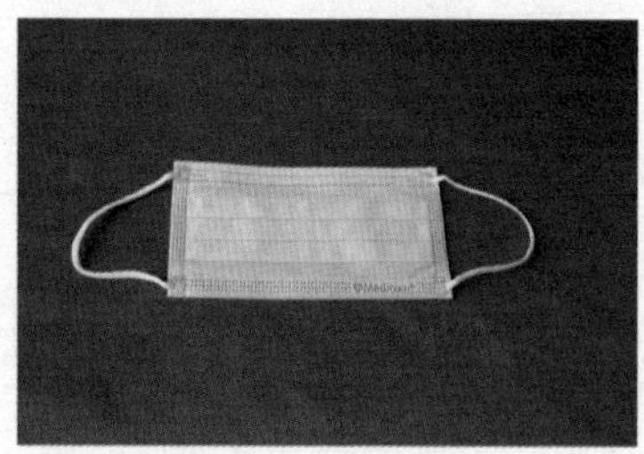

图 3-2-3 口罩

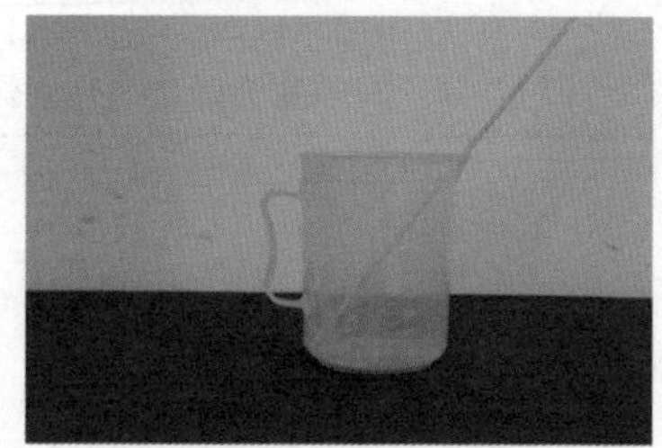

图 3-2-4 量杯、搅拌棒

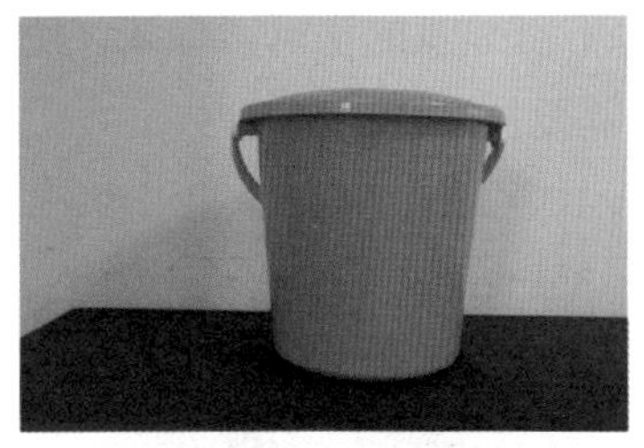
图 3-2-5　带盖容器

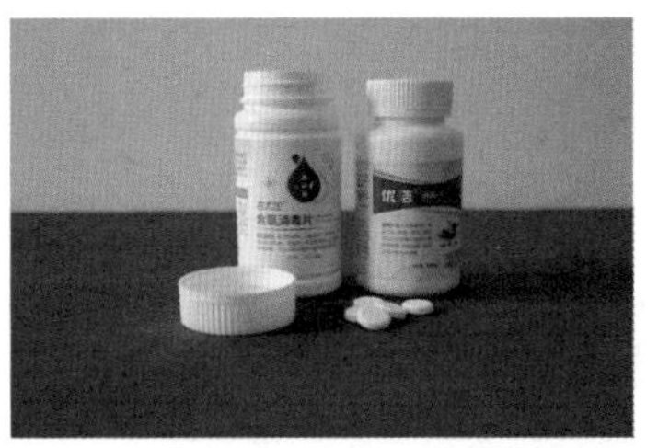
图 3-2-6　消毒片

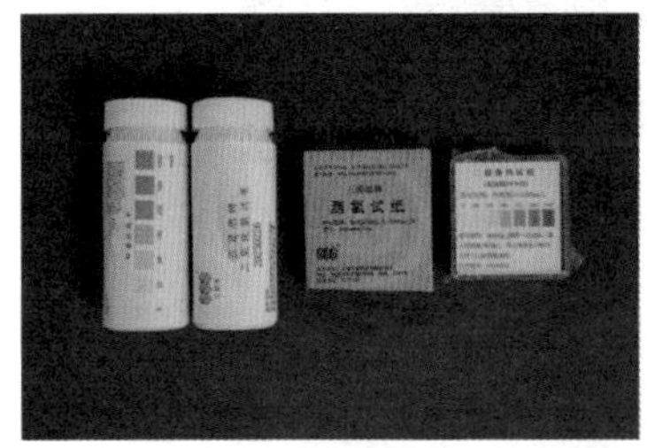
图 3-2-7　快速测定浓度试纸

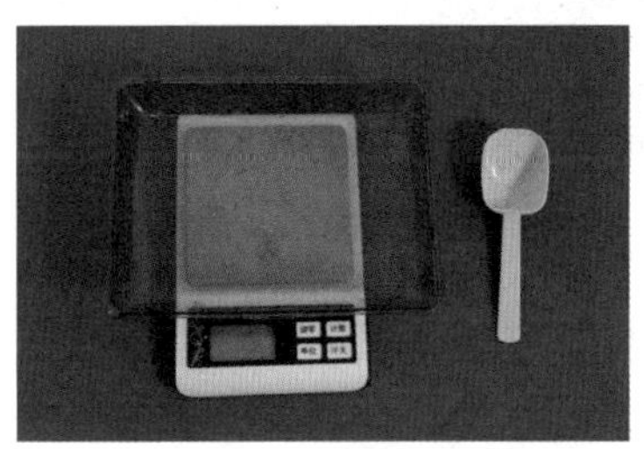
图 3-2-8　电子秤、勺子

注意事项：消毒液需现配现用，并且加盖保存，浸泡消毒时需浸没被消毒物品。

## 三、配制流程

穿戴个人防护用品—查看消毒剂（液）使用说明书（确认）—确定使用浓度—用天平（量勺）称量或用量杯量取所需消毒剂（液）的量—在水桶中用量杯加入少量水—将称好或量取的消毒剂（液）加入水中—用搅拌棒搅拌直至溶解—继续在水桶中加水至需要水量—用浓度试纸测定消毒液浓度—直接使用或加盖备用（见图 3-2-9 ~ 图 3-2-15）。

### （一）片剂配制举例

计算公式：所需消毒剂片数 = 拟配消毒液浓度(mg/L) × 拟配消毒液量(L) ÷ 消毒剂有效含量(mg/ 片)。

例：拟配制 10L 浓度为 1000 mg/L 有效氯的含氯消毒液，使用的消毒片有效氯含量为 500 mg/ 片，需要加几片消毒剂?

所需片数 =1000（mg/L）×10（L）÷500（mg/ 片）=20（片）

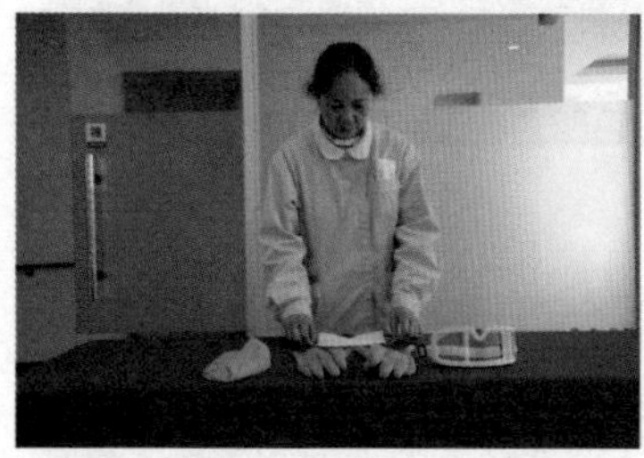

图 3-2-9　穿戴个人防护用品

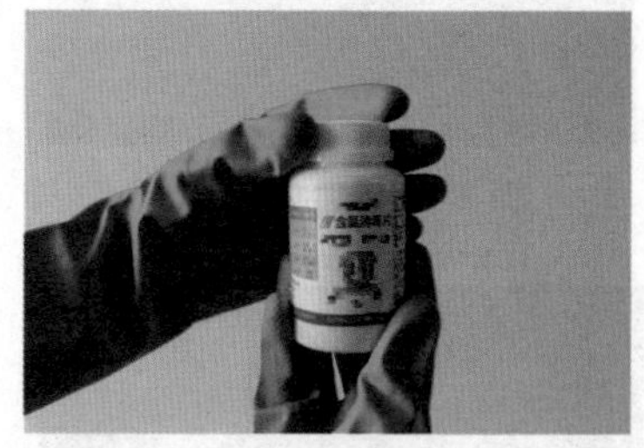

图 3-2-10　阅读消毒剂使用说明书

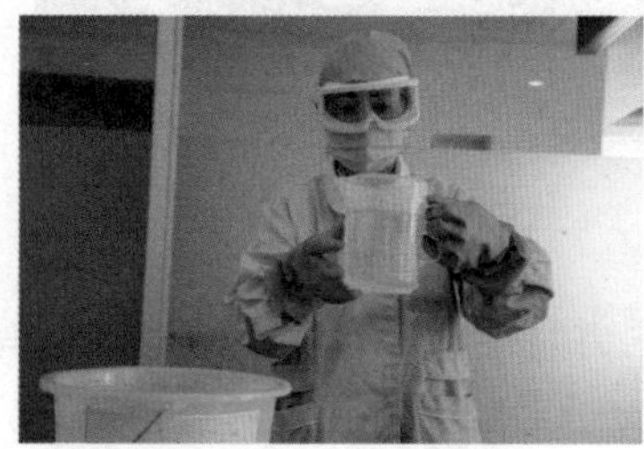

图 3-2-11　量杯量取水

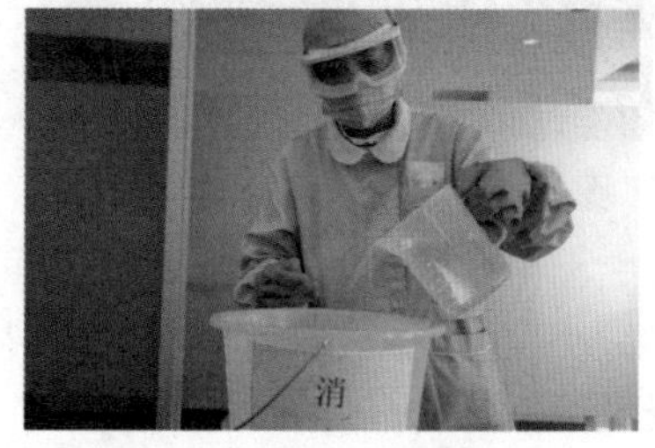


图 3-2-12　倒入容器中

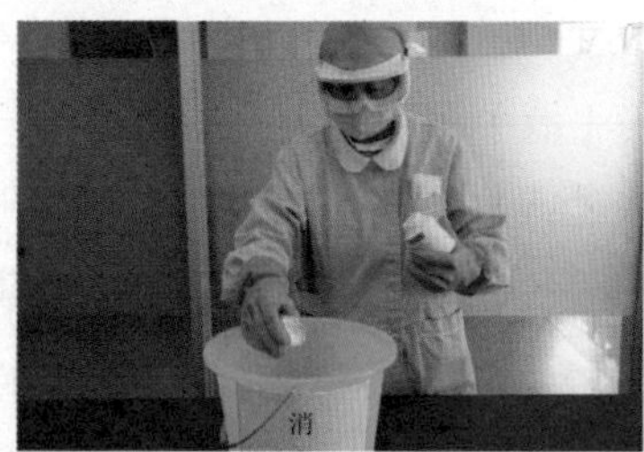


图 3-2-13　取所需消毒片，加入水中

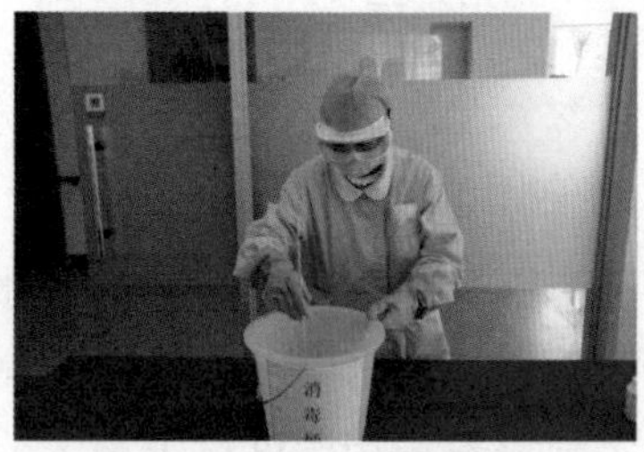

图 3-2-14　用搅拌棒搅拌至溶解

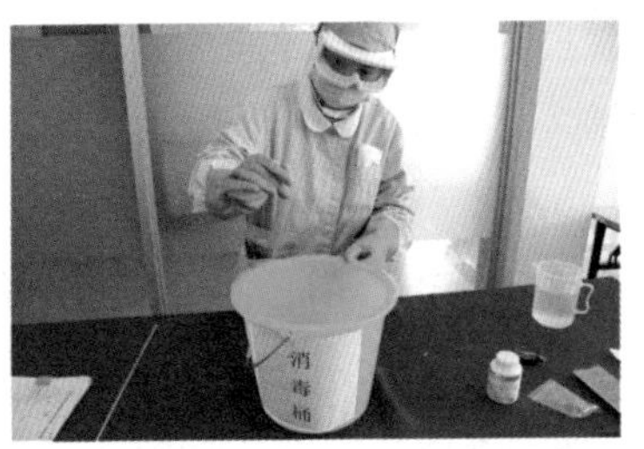

图 3-2-15　用试纸测定浓度

### （二）粉剂配制举例

计算公式：所需消毒剂质量 = 拟配消毒液浓度（mg/L）× 拟配消毒液量（L）÷ 消毒剂有效含量（mg/g）。

例：拟配制 10L 浓度为 500 mg/L 有效氯的含氯消毒液，使用的消毒粉有效氯含量为 50%（W/W），需要加几克消毒剂？

所需质量 = 500（mg/L）× 10（L）÷ 500 =10（g）

注意事项：

（1）粉剂应于阴凉处避光、防潮、密封保存。

（2）粉剂必须充分溶解，气温低时，可使用温水促进溶解。

### （三）液体配制举例

计算公式：所需消毒剂原液量 = 拟配消毒液浓度 %（V/V）× 拟配消毒液量（L）÷ 浓消毒剂有效含量 %（V/V）。

例：拟配制 10L 浓度为 0.5% 过氧乙酸消毒液，使用的 20% 的过氧乙酸原液，问需要多少原液消毒剂，多少水？

所需消毒剂量 = 0.5% × 10（L）÷ 20% = 0.25 L = 250 mL

所需水量 = 10（L）- 0.25（L）= 9.75 L =9 750 mL

注意事项：

（1）二元的过氧乙酸混合后一般需要 24 h 的活化时间，注意说明书上规定的混合后时间。温度低时，反应时间会延长，温度低于10℃时，可适当延长反应时间，温度高于30℃，6h浓度即可达20%。

（2）不得与其拮抗物质合用，避免降低效能。如配制季铵盐类消毒剂时忌与肥皂、洗衣粉等含有阴离子的表面活性剂合用。

（3）购买成品消毒液应注意配方比例。

（4）液体消毒剂应于阴凉处避光、密闭保存。

## 第三节　常用消毒器械

### 一、喷雾器

目前常用喷雾器有常量喷雾器、超低容量喷雾器、全自动汽化或雾化消毒机（器）等。

#### （一）常量喷雾器

常量喷雾器是通过机械力使得消毒液形成水雾状细小水滴，常用于墙面、地面、桌椅等无人状态下环境和物体表面的消毒，不能用于空气消毒。

常量喷雾器包括手动常量喷雾器（见图3-3-1）和电动常量喷雾器（见图3-3-2）。两者相比，电动常量喷雾器的优势在于动力更充沛，药液喷洒更远、更高、更稳定，多用于中型场所的预防性喷雾消毒或终末喷雾消毒。

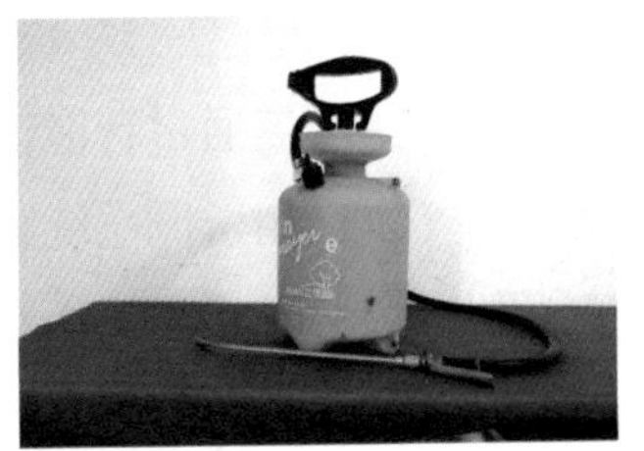

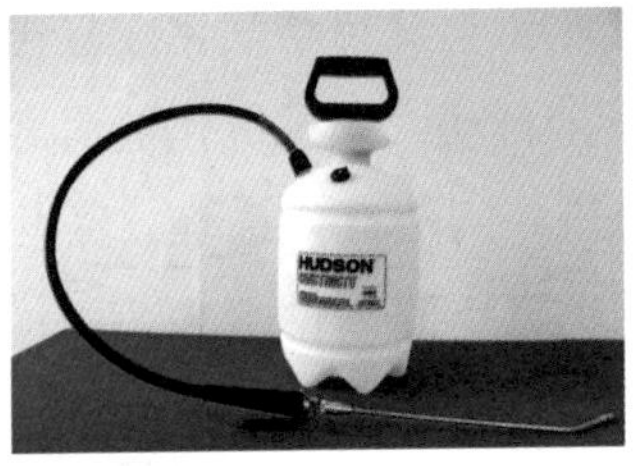


图 3-3-1　手动常量喷雾器

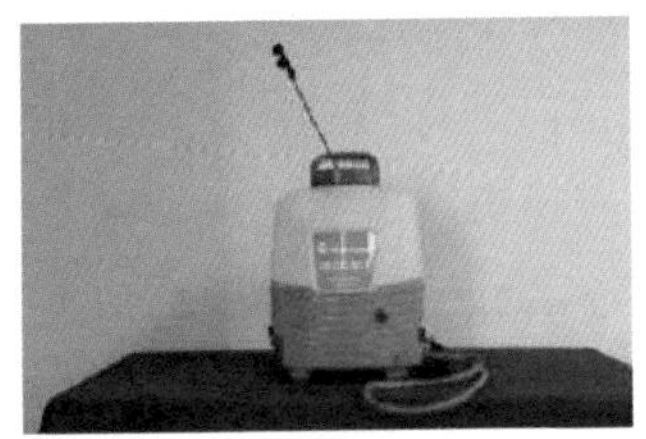

图 3-3-2　电动常量喷雾器

（二）超低容量喷雾器

超低容量喷雾器通常使用 220V 交流电，以高频、高速、电动旋转带动风叶产生高速气流，将药液压送到喷管与产生的高速气流回合，使药液雾化成极小的微粒，喷雾面积大，射程远。雾滴微细，空间漂浮时间长，覆盖面大，弥散力、渗透力强，主要适用于无人状态下的空气消毒（见图 3-3-3）。

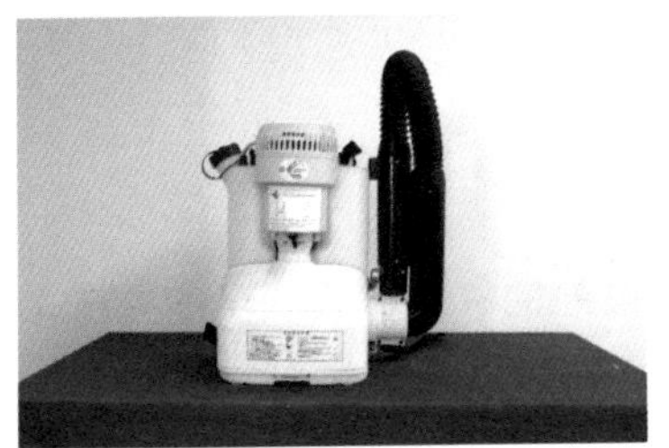

图 3-3-3 电动超低容量喷雾器

### （三）全自动汽化或雾化消毒机（器）

全自动汽化过氧化氢消毒机（器），是使消毒液通过智能输液系统进入闪蒸汽化系统，蒸发形成过氧化氢气体，经送风系统输入密闭消毒空间（见图 3-3-4）。在维持消毒空间密闭状态下，它可促进消毒气体进一步扩散至消毒空间，均匀分布，同时完成空气和物体表面消毒。消毒结束后，将残留在消毒空间内的过氧化氢气体通过风机或门窗进行排残。

全自动雾化过氧化氢消毒机（器），是通过智能系统使消毒液经过高速风机的旋切或超声波震动形成液滴，弥散在密闭空间中完成空气消毒（见图 3-3-5）。工作人员必须在无人的情况下使用全自动汽化或雾化消毒机（器）进行空气消毒。

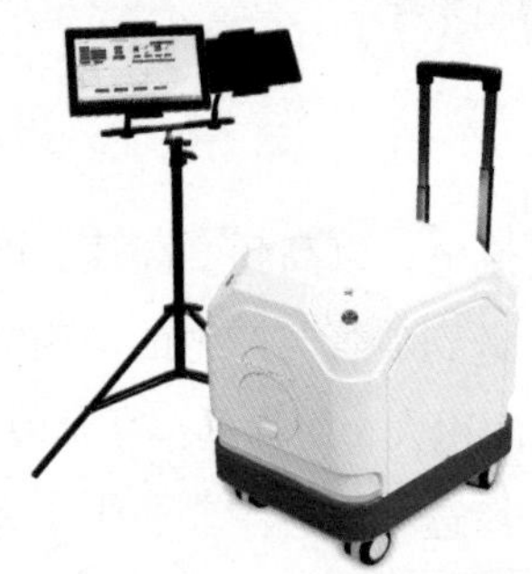

图 3-3-4　汽化过氧化氢消毒机

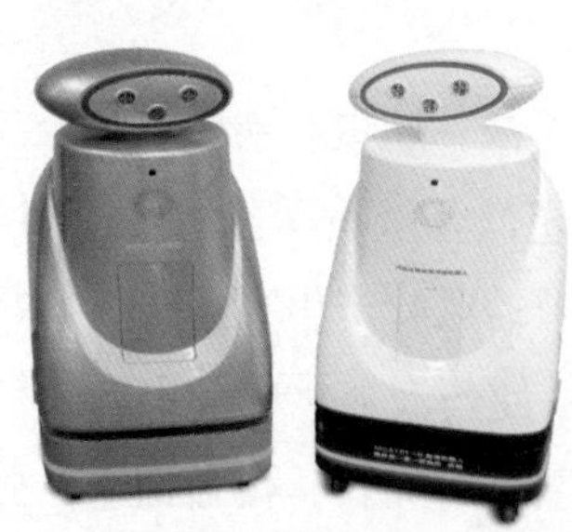

图 3-3-5　雾化过氧化氢消毒机

## 二、餐饮具消毒设备

### （一）蒸汽消毒柜

对餐饮具消毒最简便、环保、安全的方法是采用蒸汽消毒（见图 3-3-6）。蒸汽消毒的流程一般为：将清洗干净的餐饮具放入蒸汽消毒柜内，按照使用说明书进行消毒（见图 3-3-7），消毒完毕后关机，待消毒物品温度降至适宜时，由专人存放到保洁柜（见

图 3-3-8）中保存。

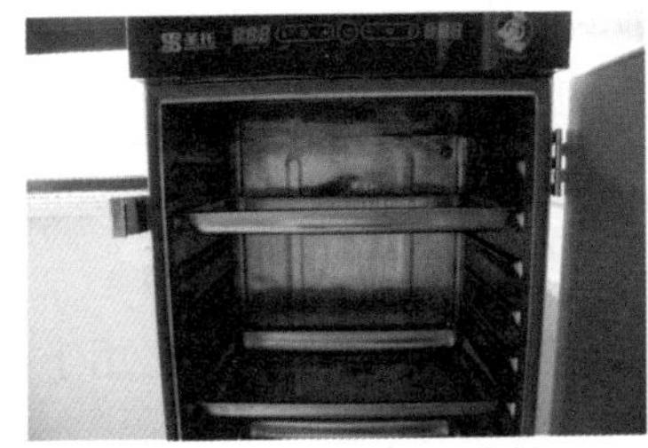

图 3-3-6　蒸汽消毒柜

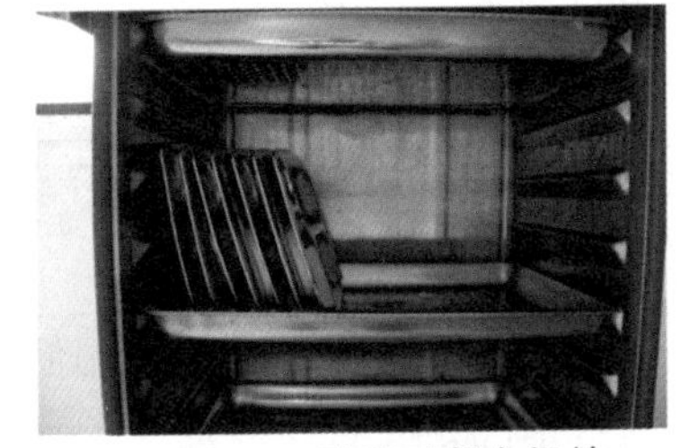

图 3-3-7　消毒时餐盘摆放

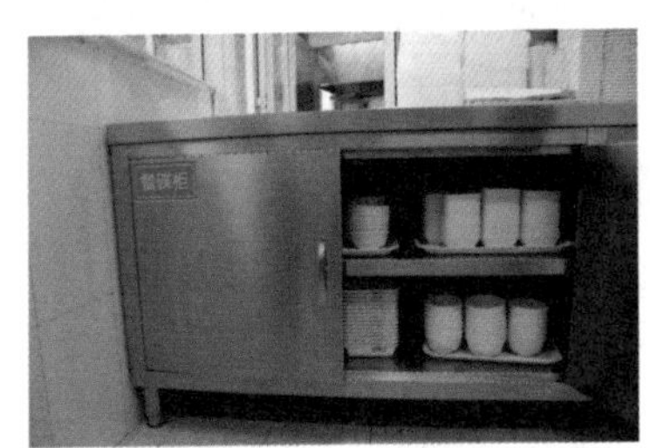

图 3-3-8　保洁柜保存

### （二）其他类设备

对餐饮具消毒，除了蒸汽消毒柜之外，也有其他类型的消毒设备，如利用臭氧、紫外线等消毒因子的消毒柜，使用时需按照说明书规范操作，定期维护保养。

## 三、其他消毒设备

### （一）紫外线消毒设备

紫外线消毒的原理是利用病原微生物吸收波长在 200~280nm 之间的紫外线能量后，其遗传物质发生突变，导致细胞不再分裂繁殖，从而达到杀灭病原微生物的目的。常用的紫外线消毒设备包括紫外线灯和紫外线消毒器。

（1）紫外线灯：包括普通直管热阴极低压汞紫外线消毒灯、

高强度紫外线消毒灯、低臭氧紫外线消毒灯、低臭氧高强度紫外线消毒灯四类，常用的是普通直管热阴极低压汞紫外线消毒灯。各种款式的紫外线灯见图 3-3-9 到图 3-3-11。

（2）紫外线消毒器包括紫外线空气消毒器和紫外线表面消毒器。

①紫外线空气消毒器：用低臭氧紫外线杀菌灯制造，可用于有人条件下的室内空气消毒。

②紫外线表面消毒器：用低臭氧高强度紫外线杀菌灯制造，以使其能在瞬间达到预期的消毒效果。

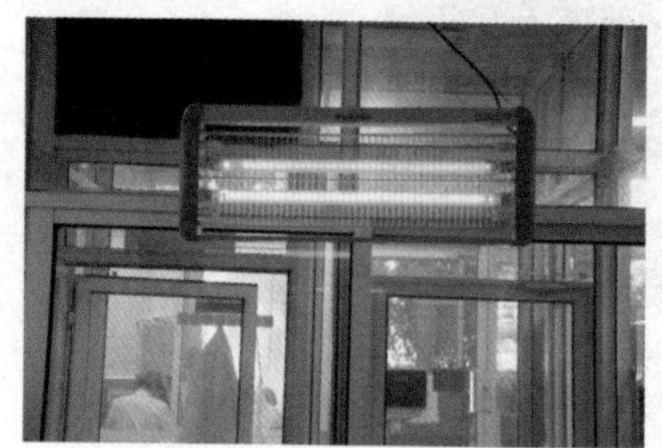

图 3-3-9　悬挂固定式紫外线灯

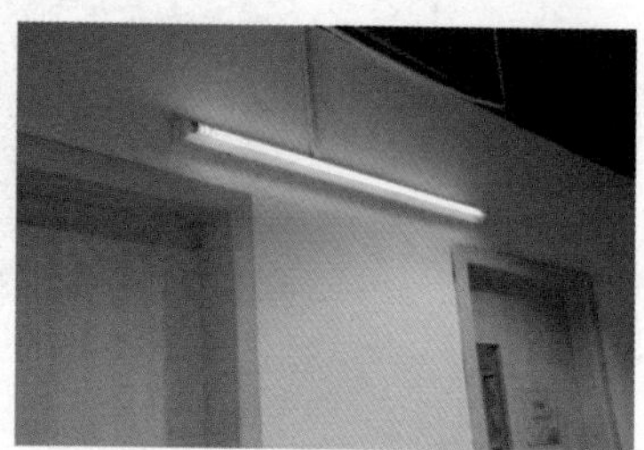

图 3-3-10　侧壁固定式紫外线灯

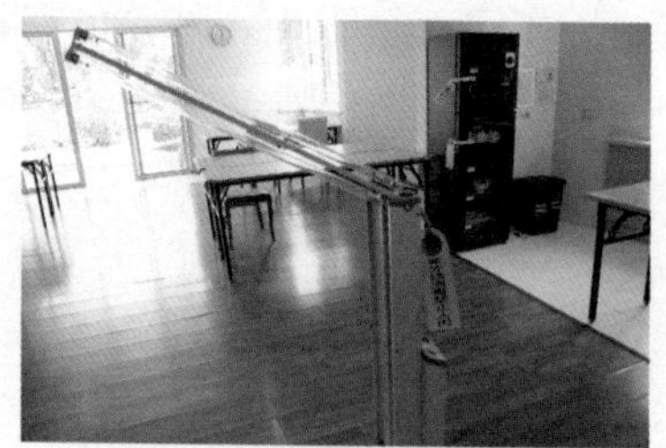

图 3-3-11　移动式紫外线灯

### （二）空气消毒机（器）

空气消毒机（器）是通过过滤、净化、杀菌等原理对空气进行消毒的机器。除了杀灭细菌、病毒、霉菌、孢子等病原体外，有的机型还能去除室内空气中的甲醛、苯酚等有机污染气体，还可以过滤花粉，有效去除烟雾和烟味等不良气味。消毒效果可靠，能够在有人活动的情况下进行消毒，实现人机共存。目前市面上常见的空气消毒机（器）有光触媒空气消毒器、高氧膜空气消毒器、紫外线空气消毒器、等离子空气消毒器等（见图 3-3-12 ~ 图 3-3-15）。

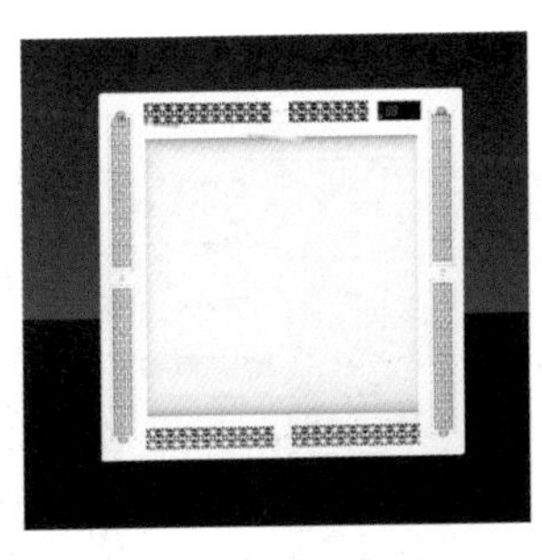

图 3-3-12　光触媒空气消毒器

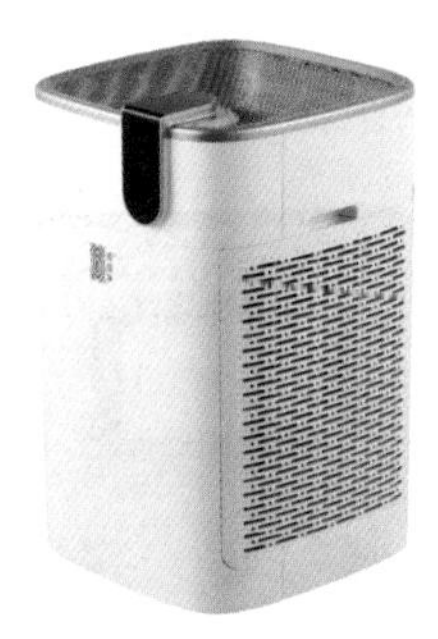

图 3-3-13　高氧膜空气消毒器

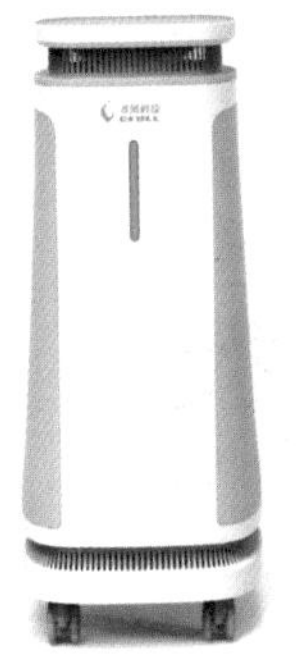

图 3-3-14　紫外线空气消毒器

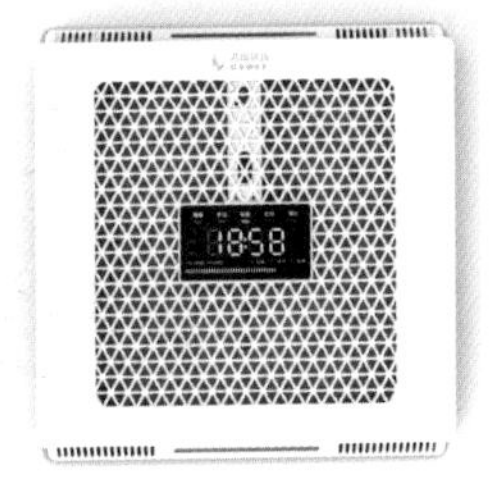


图 3-3-15　吸顶式等离子空气消毒器

## （三）次氯酸消毒剂生成器和酸性氧化电位水生成器

次氯酸消毒剂生成器是一种通过化学法或电解法生成 pH 值为 5.0~6.5 的次氯酸消毒剂的装置（见图 3-3-16 ~ 图 3-3-18）。

酸性氧化电位水生成器利用有隔膜式电解槽将氯化钠水溶液电解，在阳性侧生成具有高氧化还原电位、pH 值为 2.0~3.0、有效氯浓度在 50~70 mg/L 的酸性水溶液装置。

功能特点：次氯酸消毒剂和酸性氧化电位水具有安全、环保、对人体无刺激、杀菌效果好、成本低廉等特点，对多种病原菌（大肠埃希菌、铜绿假单胞杆菌、金黄色葡萄球菌、白色念珠菌等）具有良好的杀菌功效。

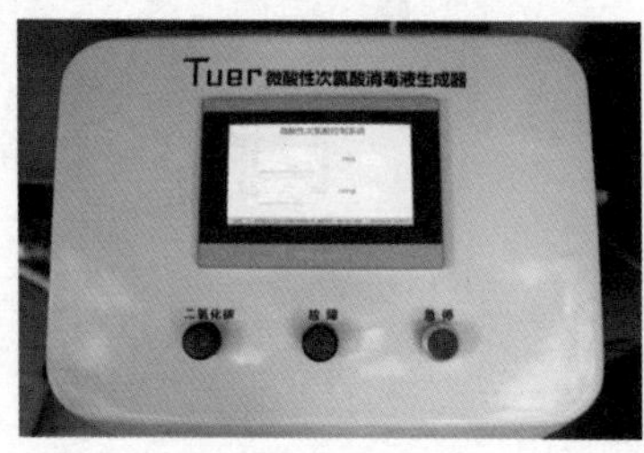


图 3-3-16　次氯酸消毒剂生成器（操作面板）

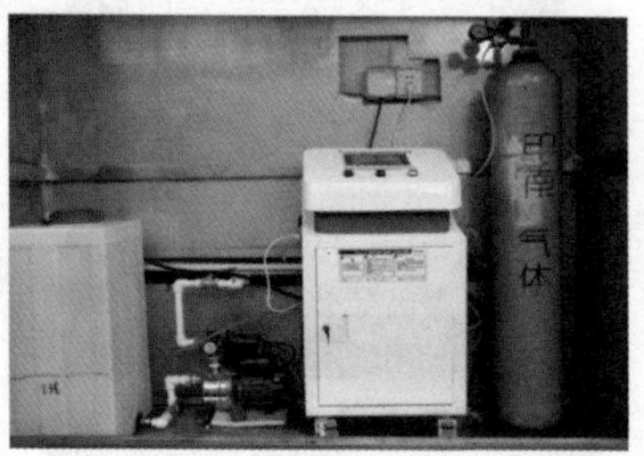

图 3-3-17　次氯酸消毒剂生成器（主机、储液）

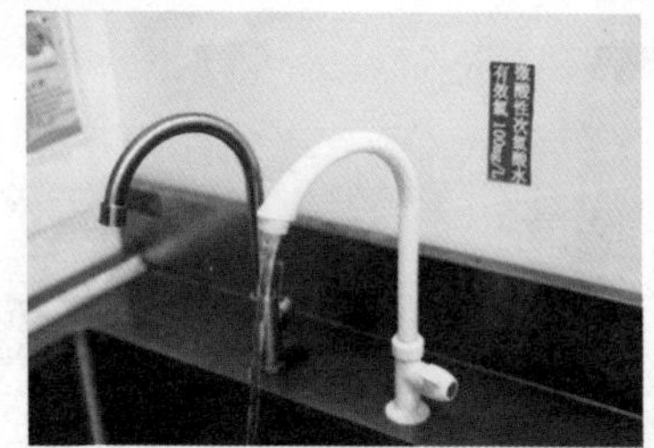

图 3-3-18　次氯酸消毒剂生成器（出水口）

适用范围：卫生手、皮肤和黏膜、餐饮具、瓜果及蔬菜、织物类、物体表面及环境和空气的消毒，其他适用范围应根据产品使用说明书和产品卫生安全评价报告确定。

使用方法：餐饮具浸泡 10 min，卫生手消毒 1 min，皮肤及黏膜冲洗或擦拭 3~5 min，瓜果浸泡 3~5 min，一般物体表面 3~5 min。

注意事项：每次使用时应现用现制备。应避光、密闭，储存于硬质聚乙烯材质制成的容器内，在室温条件下不超过 3 天。消毒剂为外用消毒产品，不可直接饮用。若不慎溅入眼内，用大量清水冲洗。对金属制品有腐蚀性，慎用。

# 第四章
## 清洁和消毒

# 第一节 清洁和消毒方法

清洁是指除去物品上的污染，使之达到预定用途或进一步处理所需的程度。

消毒是指杀灭或清除传播媒介上的病原微生物，使其达到无害化处理。常见消毒方法有物理消毒与化学消毒。

## 一、物理消毒

常见方法包括煮沸消毒、流通蒸汽消毒、紫外线消毒、日光暴晒等。

### （一）煮沸消毒

适用范围：适用于餐（饮）具、衣被等耐热、耐湿物品的消毒。

操作要点：应将待消毒物品放入容器，确保物品全部浸没于水中（见图 4-1-1），从煮至水沸开始计时，持续 15~30 min，结束后停止加热，待温度适宜后取出至保洁柜中保存备用。

煮沸消毒时，待消毒物品未完全浸没于水中的错误方法（见图 4-1-2）。

注意事项：计时后不得再重新加入物品，如在水沸过程中加入物品，应从重新加入物品、再次煮沸时算起。

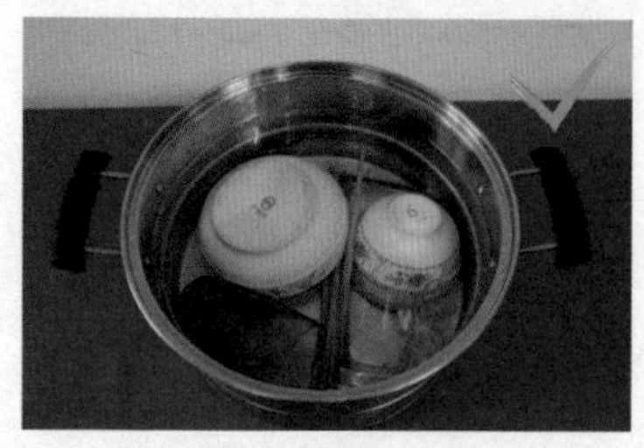

图 4-1-1 煮沸消毒（正确方法）

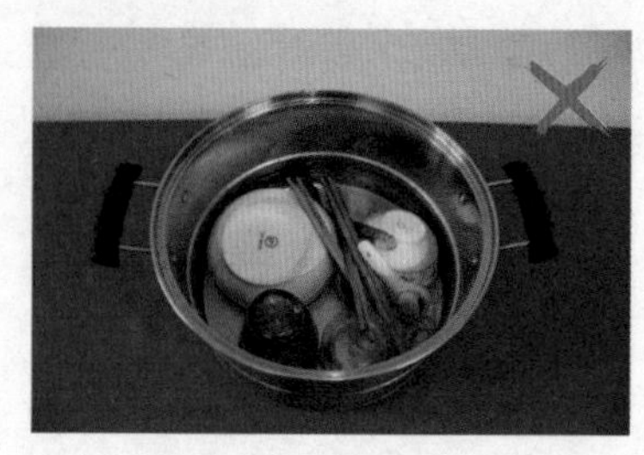

图 4-1-2 煮沸消毒（错误方法）

### （二）流通蒸汽消毒

适用范围：适用于毛巾、餐（饮）具等耐热、耐湿物品的消毒。

操作要点：待消毒的物品应先清洁，宜垂直放置，物品之间应留有一些空隙（见图 4-1-3）。消毒作用时间应从水沸腾、有蒸汽产生后开始计时，或按照产品说明书上的要求执行（见图 4-1-4）。待温度适宜后取出至保洁柜中保存备用（见图 4-1-5）。

注意事项：应保持双手或取用工具清洁，防止在取用过程中二次污染。在取用过程中佩戴洁净手套，防烫伤。

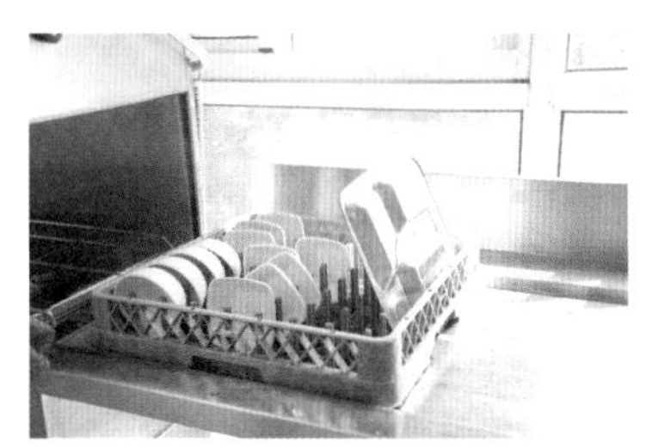

图 4-1-3　餐盘摆放

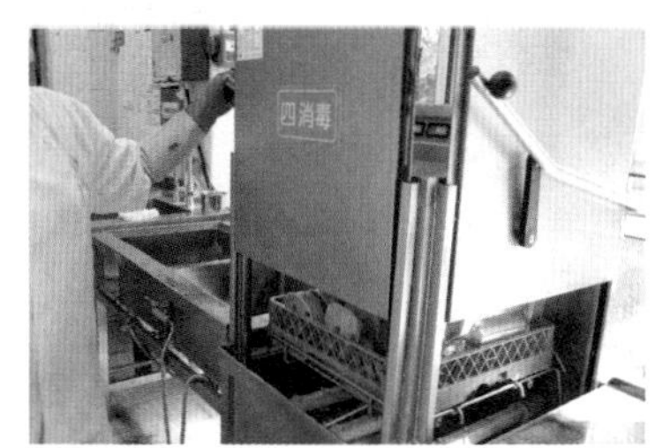


图 4-1-4　蒸汽消毒

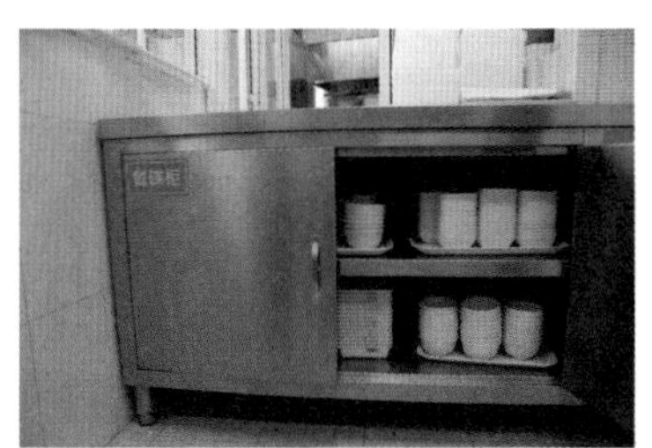

图 4-1-5　消毒后保洁柜保存

### （三）紫外线消毒

适用范围：一般用于室内空气、物体表面的预防性消毒，也可用于水的消毒。

操作要点：若用紫外线灯进行室内空气或物体表面消毒，必须是无人状态下开启，消毒前关闭门窗，作用 30 min 后开窗通风；

利用紫外线空气消毒器进行室内消毒时，应选择符合 GB28235—2020《紫外线消毒器卫生要求》规定的产品，并按照产品说明书使用，该产品可在有人的情况下使用（见图 4-1-6）。

注意事项：应保持紫外线灯管的清洁，因紫外线穿透能力弱，用于物体表面消毒时需确保每一个面均照射到。

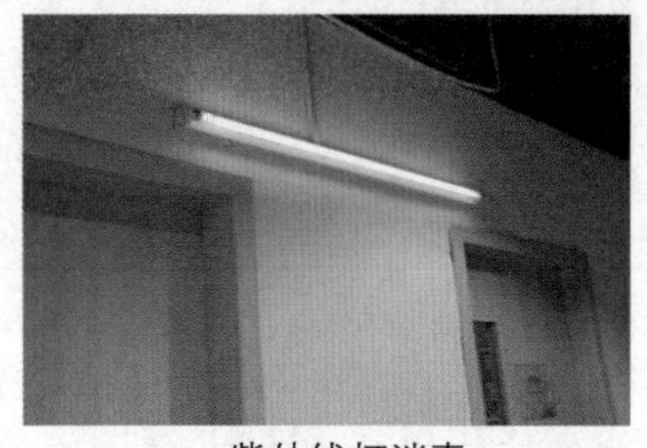

a. 紫外线灯消毒

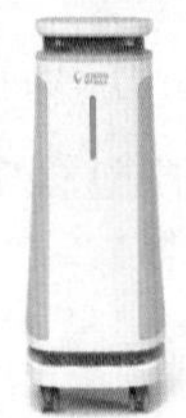

b. 紫外线空气消毒器

图 4-1-6　紫外线消毒

（四）日光暴晒

适用范围：适用于不能用于湿热清洗消毒的物品，如被芯、床垫等。

操作要点：应将物品完全暴露在阳光下暴晒 4~6 h，定期翻动，使物品各面均能得到照射（见图 4-1-7）。

注意事项：应固定需晾晒的物品，防止倾倒或被风刮落于地面。

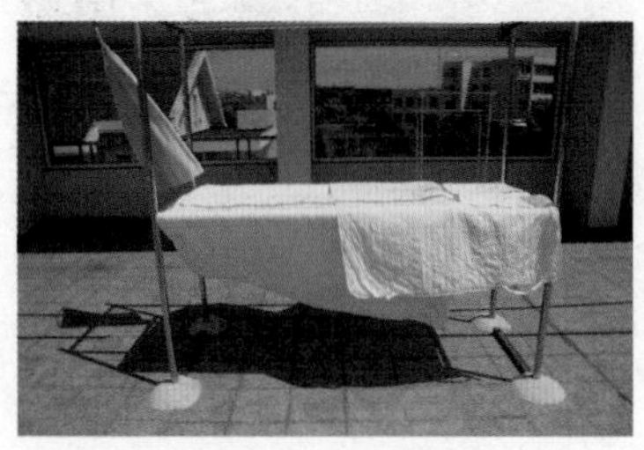

图 4-1-7　日光暴晒

## 二、化学消毒

利用化学消毒剂杀灭病原微生物的方法，常用消毒方式包括擦拭、浸泡、喷雾等，随着技术升级，未来更倾向于采用汽化等全自动智能的方式进行消毒。在使用化学消毒剂时，浓度需要按照消毒剂使用说明书配制，若说明书中适用的浓度范围较大，则可参考工具书中推荐的浓度，见附表 2。

### （一）擦（拖）拭消毒

适用范围：擦拭适用于耐湿物品的表面消毒，如门把手、桌面、手机、电脑、电话机等小物件。拖拭更适用于环境消毒，如地面、墙面等。

所需用品：消毒剂、量杯、桶、抹（拖）布、口罩、手套、工作帽、工作服或隔离衣。

操作要点：

（1）穿戴个人防护用品，配制消毒液（见第三章第二节）。

（2）擦拭消毒顺序应先清洁后污染，从上到下，从左到右，采用 S 字型或回字形，避免来回擦拭（见图 4-1-8）。

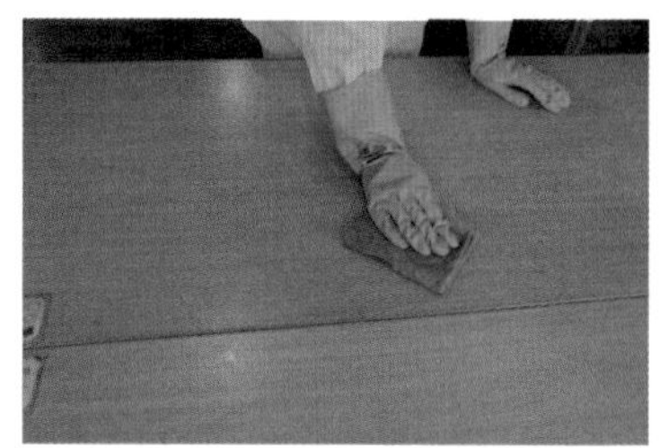

a. 擦拭（左）

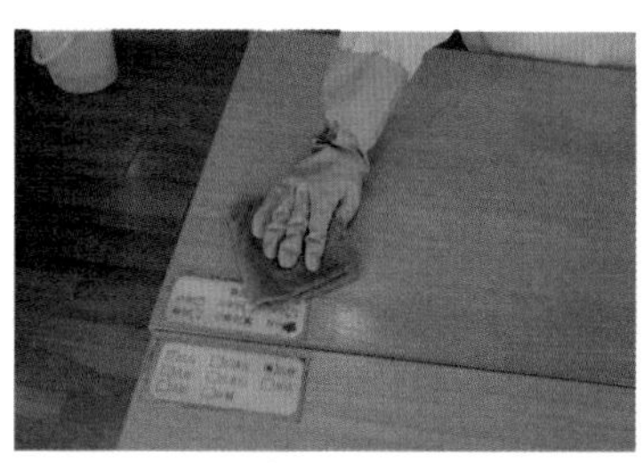

b. 擦拭（右）

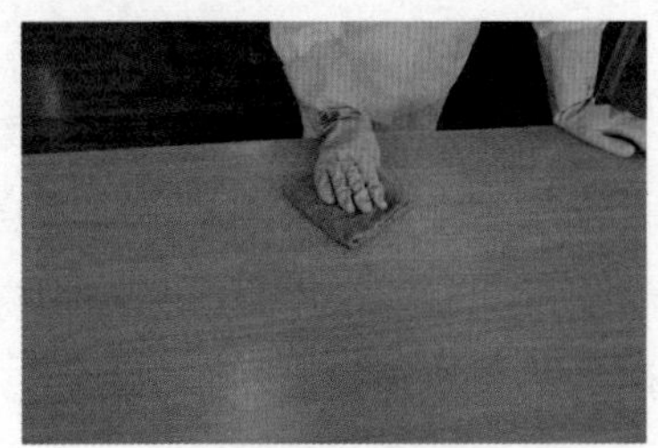
c. 擦拭（下中）

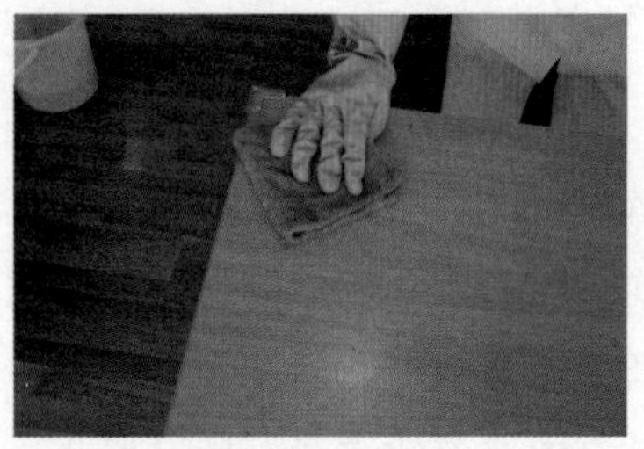
d. 擦拭（下右）

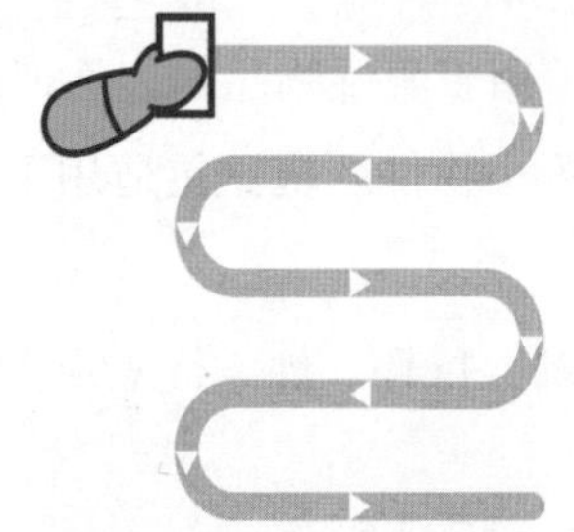
e. 擦拭消毒顺序（S 型擦拭）

图 4-1-8　擦拭消毒

（3）应根据实际需要，准备足量的清洁擦（拖）布，擦（拖）布每次使用后不得再次放入消毒液中浸泡消毒，避免稀释消毒液浓度及影响消毒效果；应将使用后的擦（拖）布放入污物桶内，并更换新的擦（拖）布，直至清洁消毒工作结束。

（4）不同场所的抹布、拖把等清洁工具等应有标记、分类存放，不得混用（见图 4-1-9）。

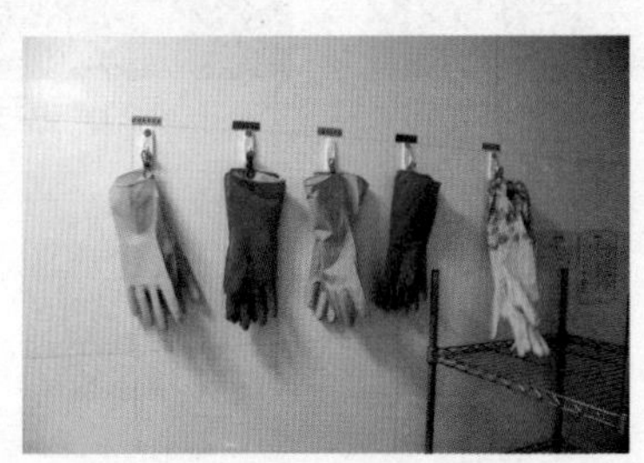
图 4-1-9　不同场所的洁具进行标记区分

（5）使用后的清洁工具应及时清洗消毒，宜采用机械清洗、热力消毒、机械干燥、装箱保存；如需浸泡消毒，则作用至规定时间后，用清水或去污剂清洗干净，晾干（烘干）备用。



### （二）浸泡消毒

适用范围：适用于耐湿物品的消毒，如拖鞋、护目镜、刀叉等。

所需用品：消毒剂、量杯、带盖消毒液容器、压盖、口罩、手套、工作帽、工作服或隔离衣。

操作要点：

（1）配制所需浓度的消毒液（见第三章第二节）。

（2）消毒物品应先清洁后消毒。

（3）消毒物品应完全浸没在消毒液液面以下并加盖（见图 4-1-10）。

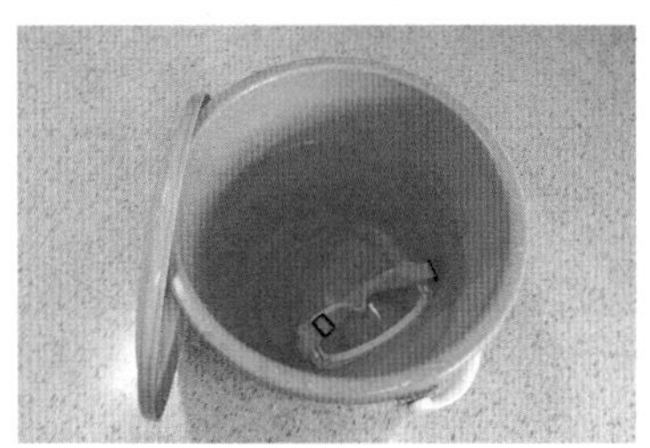

图 4-1-10　物品应浸没在消毒液液面以下并加盖

（4）消毒作用至规定时间后需取出，用流动水冲洗去除消毒剂残留（见图 4-1-11、图 4-1-12）。

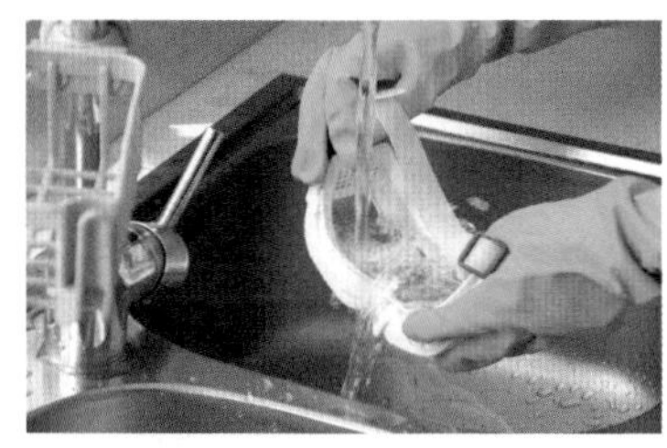

图 4-1-11　流动水冲洗去残留

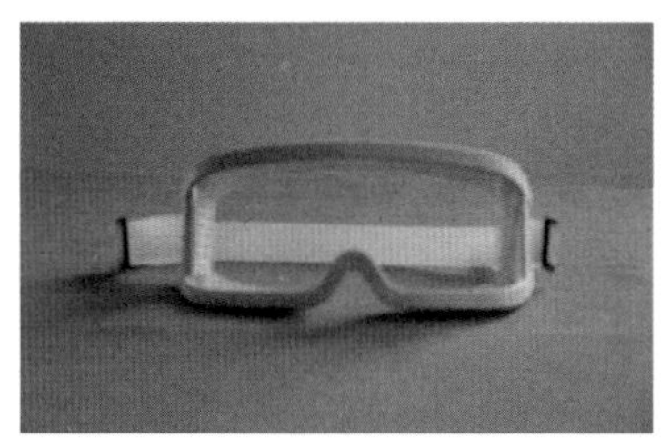

图 4-1-12　保存备用

（5）不得将消毒物品长时间浸泡在消毒液中，以免影响消毒物品的使用质量。

## （三）喷雾消毒

### 1. 常量喷雾消毒

适用范围：适用于无人状态下的环境物表消毒。

所需用品：消毒剂、量杯、配药桶、工作服或隔离衣、口罩、防护面屏或防护眼镜、手套。

操作要点：

（1）穿戴防护用品——配制适合浓度的消毒液（见第三章第二节）——用测试纸测试消毒液浓度（见图 4-1-13）。

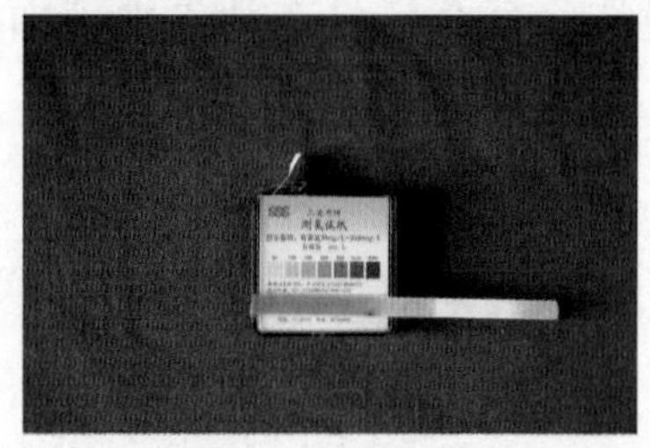

图 4-1-13　配制消毒液后用测试纸测试浓度

（2）喷雾前，应将食品、餐（饮）具、名贵衣服等物品收纳好，关闭门窗，先由外至内消毒出 1.5m 通道，然后由内到外边退边消毒，顺序是先上后下，先左后右，均匀喷雾（见图 4-1-14）。

（3）进行常量喷雾时，以使物体表面全部湿润，不滴水为宜，作用至规定时间后，先开窗通风，然后用清水去除消毒剂残留。

（4）喷雾结束后，用清水彻底清洗喷桶 2~3 遍，将清水喷出以清洗喷头，然后晾干保存。

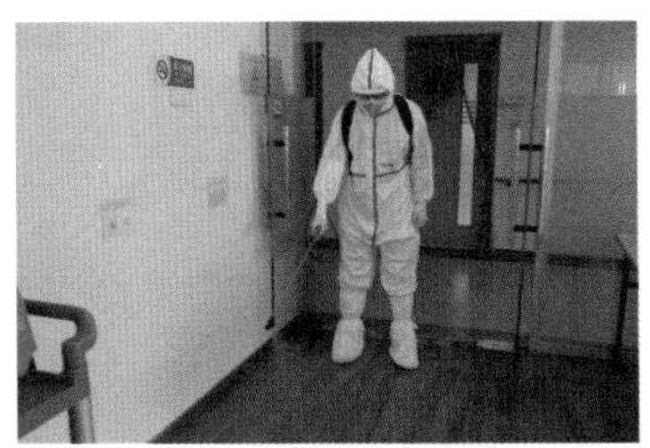
a. 打开通道

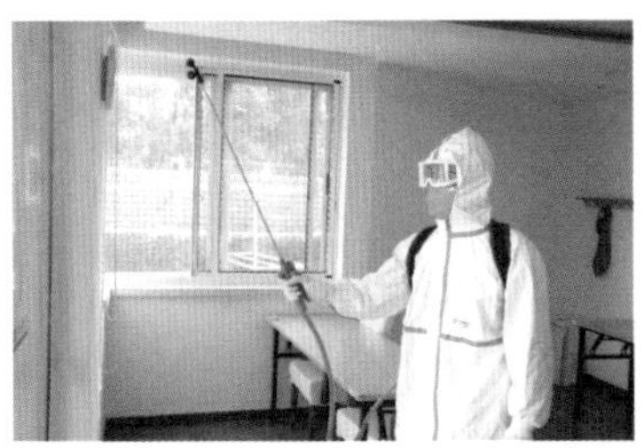
b. 喷雾（上）

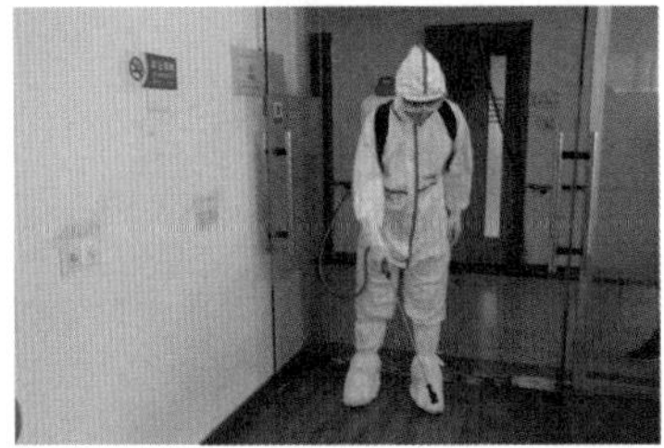
c. 喷雾（下）

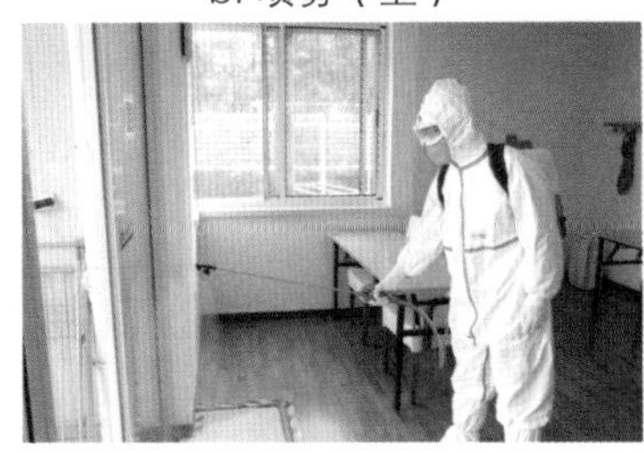
d. 喷雾（左）

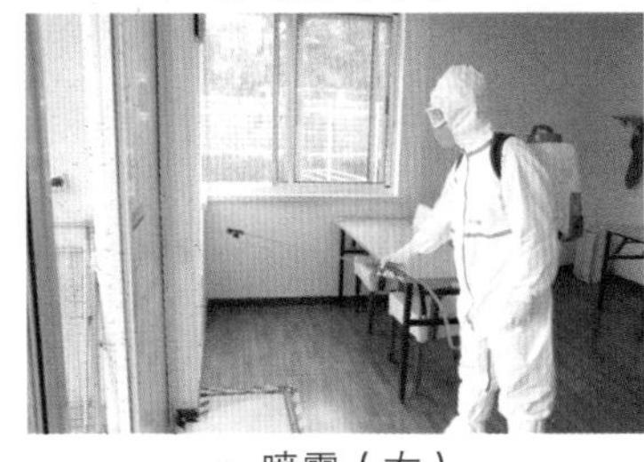
e. 喷雾（右）

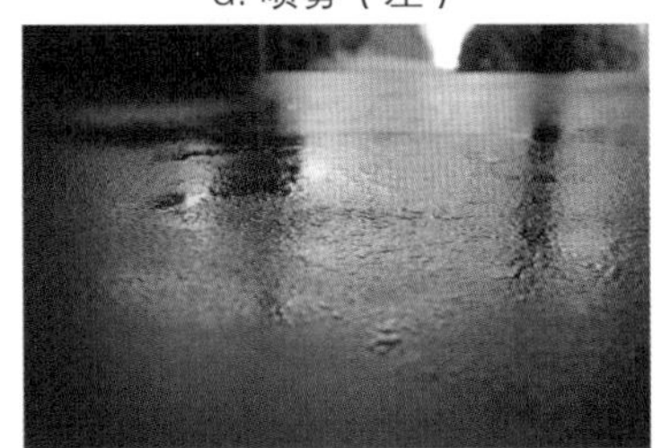
f. 物体表面全部湿润

图 4-1-14　常量喷雾消毒

2. 气溶胶（超低容量）喷雾消毒

适用范围：适用于无人状态下的空气消毒。

所需用品：消毒剂、量杯、配药桶、医用防护口罩或颗粒物防护口罩、防护面屏或防护眼镜、手套、防护服。

操作要点：

（1）佩戴防护用品，配制适合浓度的消毒液（见第三章第二节）。

（2）使用前检查电源。

（3）将配制好的消毒液倒入药箱内，扣紧盖子，打开电源开关及喷雾开关，保证能正常喷雾，调节流量旋钮至所需的流量（见图 4-1-15 ~ 图 4-1-18）。

（4）喷雾前，应将食品、餐（饮）具、名贵字画、衣物等物品收纳好，关闭门窗。喷雾时，消毒人员手持超低容量喷雾器由外到内边喷边进入房间，到达卧室中间，将喷头向上呈 45° 角，向前方、左右两侧均匀喷雾（见图 4-1-19、图 4-1-20）。

（5）喷雾消毒结束后 30~60 min，打开门窗，散去空气中残留的消毒剂雾粒。

（6）喷雾器使用完毕后用清水彻底清洗喷桶，将清水喷出以清洗喷头，然后晾干保存。

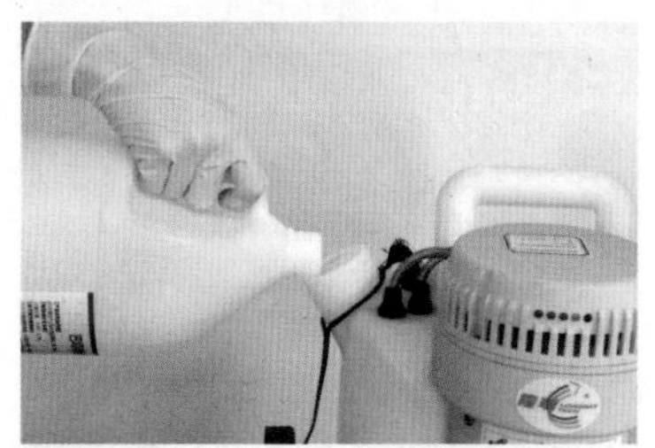

图 4-1-15　倒入配制好的消毒液

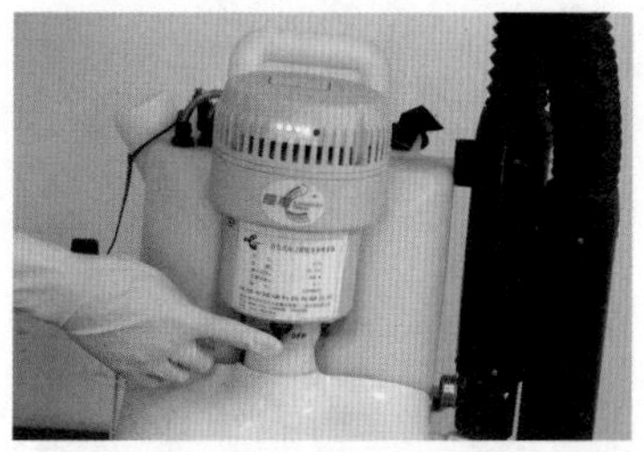

图 4-1-16　打开电源开关

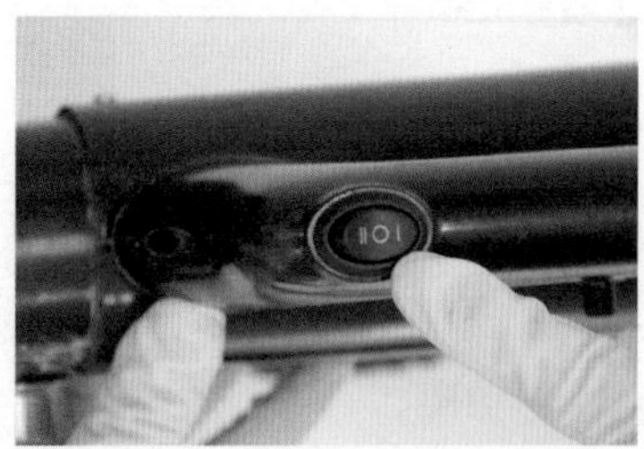

图 4-1-17　打开喷雾开关

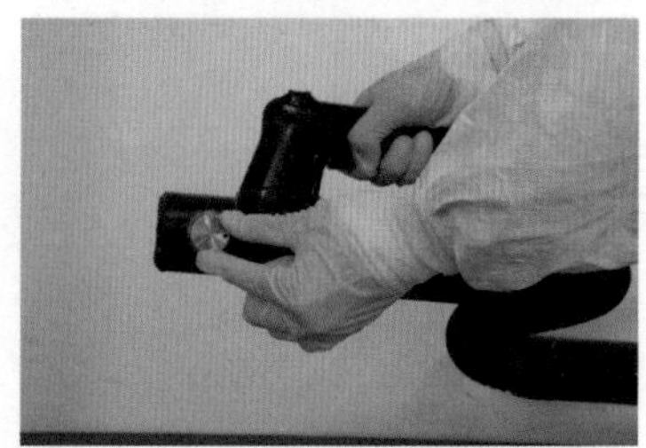

图 4-1-18　流量调节旋钮

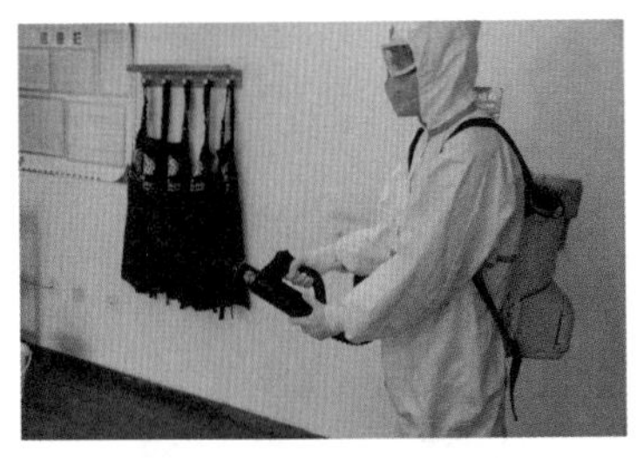

图 4-1-19　45° 空中喷雾

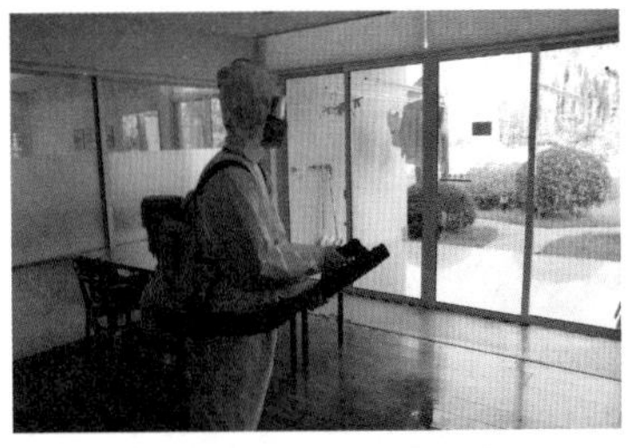

图 4-1-20　前方、两侧均匀喷雾

3. 智能喷雾消毒

适用范围：适用丁无人的情况下空气及物体表面消毒。

操作要点：选购符合消毒药械要求的智能消毒产品如全自动汽化或雾化消毒机，根据产品说明书进行操作。

（四）干巾消毒

适用范围：适用于呕吐物、腹泻物、血液等污染物的处置。

所需用品：消毒吸附干巾（如内含过氧乙酸等高水平消毒剂）、消毒湿巾（如过氧化氢等高水平消毒剂）、一次性隔离衣、医用外科口罩、手套。

操作要点：

（1）疏散无关人员。

（2）打开包装袋—处置人员依次佩戴帽子、医用口罩或医用外科口罩、隔离衣、手套等防护用品（见图 4-1-21）。

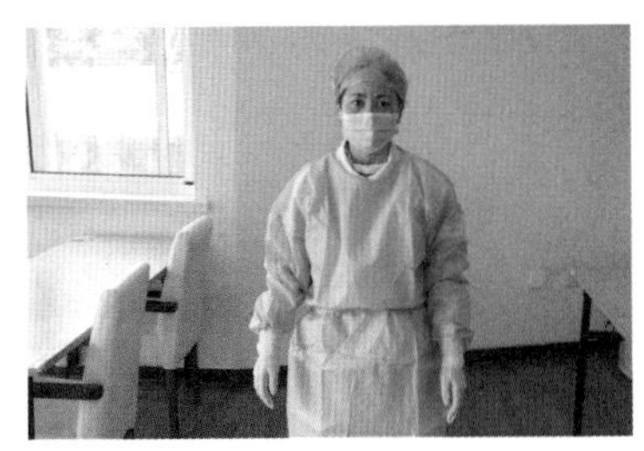

图 4-1-21　穿戴防护用品

（3）分清干巾吸附面（A 面）和防水塑料面（B 面），将干巾吸附面（A 面）覆盖呕吐物，开窗通风（见图 4-1-22）。

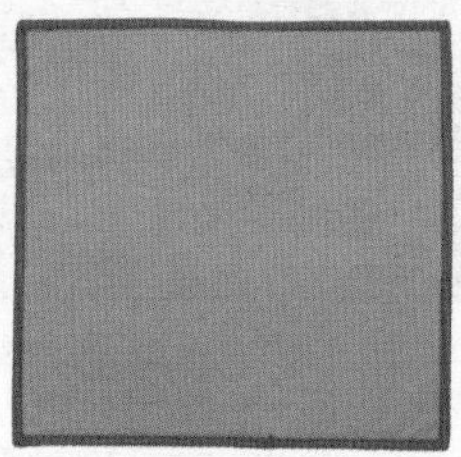

a. 干巾 A 面

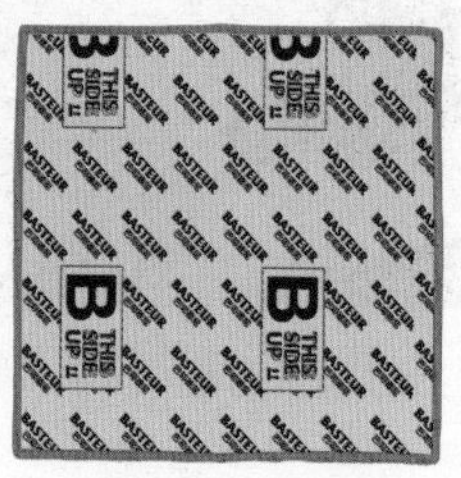


b. 干巾 B 面

图 4-1-22　干巾

（4）按压消毒吸附干巾至呕吐物全部吸附，尽可能将所有呕吐物包裹（见图 4-1-23）。

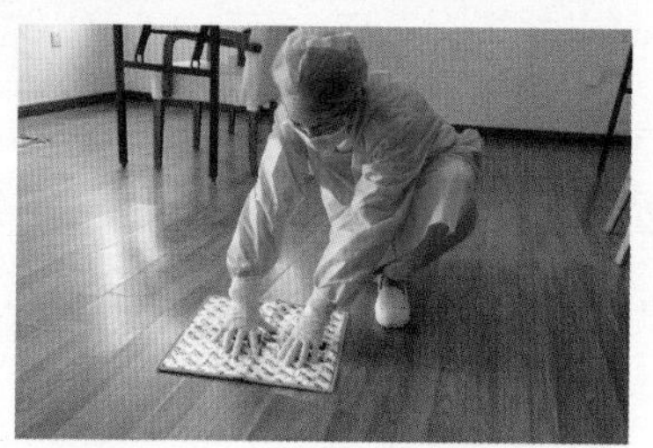

图 4-1-23　按压消毒吸附干巾

（5）消毒至作用时间（一般 5~10min）后，将吸附了呕吐物的干巾放入密封袋内（见图 4-1-24）。

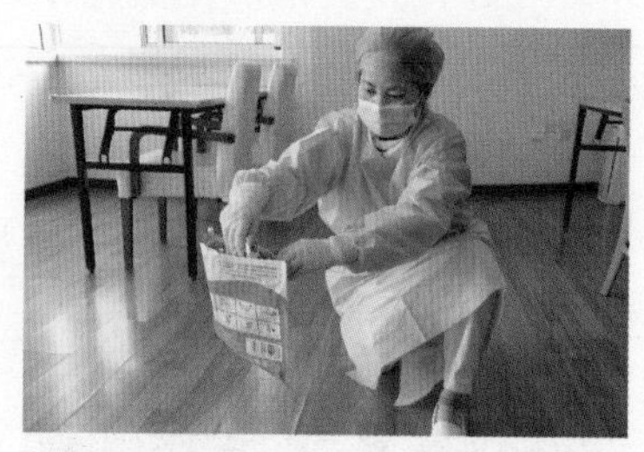

图 4-1-24　将吸附了呕吐物的干巾放入密封袋

（6）取出消毒湿巾，用消毒湿巾由污染轻（外侧）至污染重（内侧）回字型擦拭方式，将被呕吐物污染的表面均匀擦拭消毒（见图 4-1-25）。

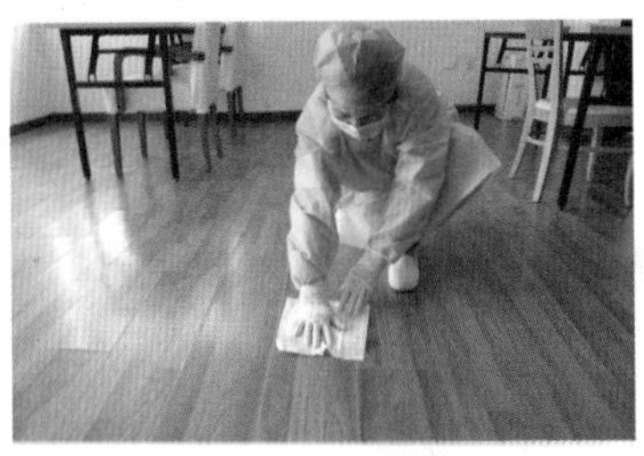

a. 先擦拭外侧

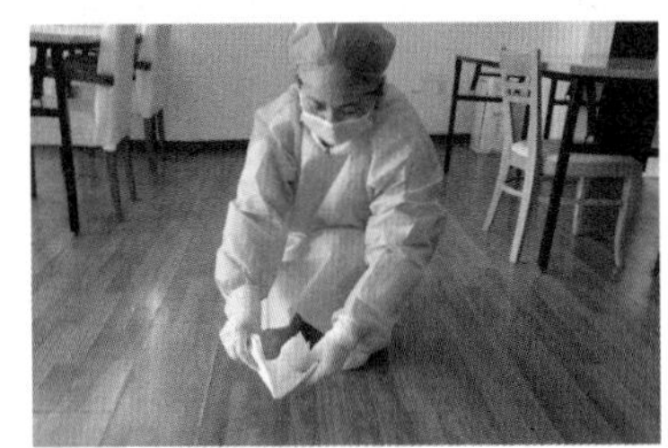

b. 对折翻面

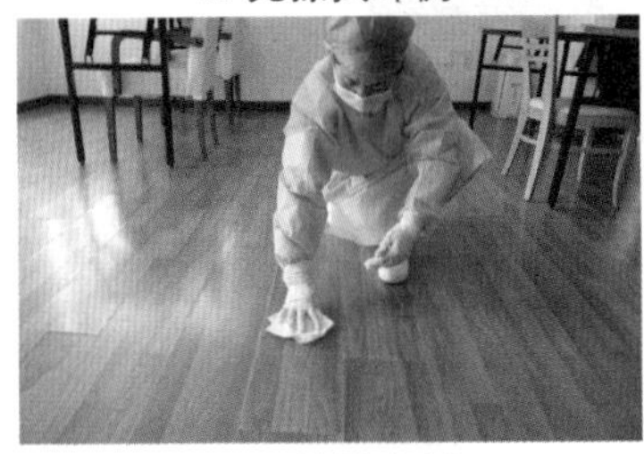

c. 后擦拭内侧

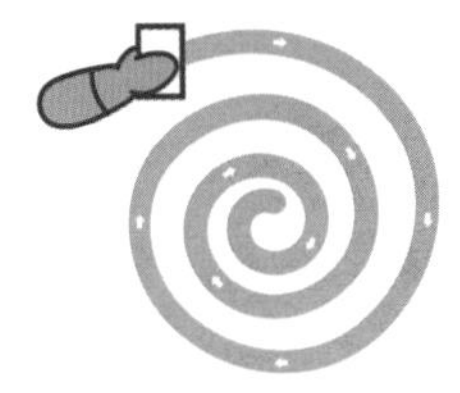

d. 回字形擦拭

图 4-1-25　消毒湿巾擦拭消毒

（7）消毒可能被呕吐物污染的地面和周围物体表面，用含 2000 mg/L 有效氯（溴）消毒液擦拭呕吐物周围 2 m 区域，建议擦 2 遍。

（8）脱卸个人防护，手卫生—脱乳胶手套—手卫生—脱隔离衣—手卫生—脱鞋套—手卫生—脱口罩—手卫生—脱帽子—手卫生—用流动水和洗手液洗手。脱卸时，尽量避免双手接触到防护用品的外表面。

（9）消毒完成后，将一次性隔离衣、乳胶手套、一次性帽子、一次性口罩等物品直接丢入垃圾袋中，鹅颈式打结扎紧袋口（见图 4-1-26）。

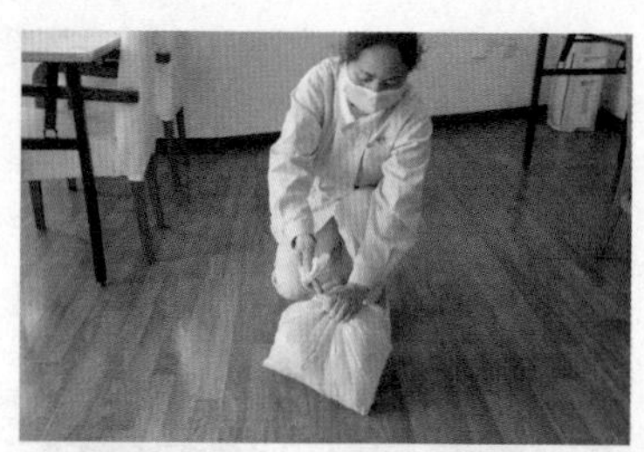
a. 袋口扭转成旋条状

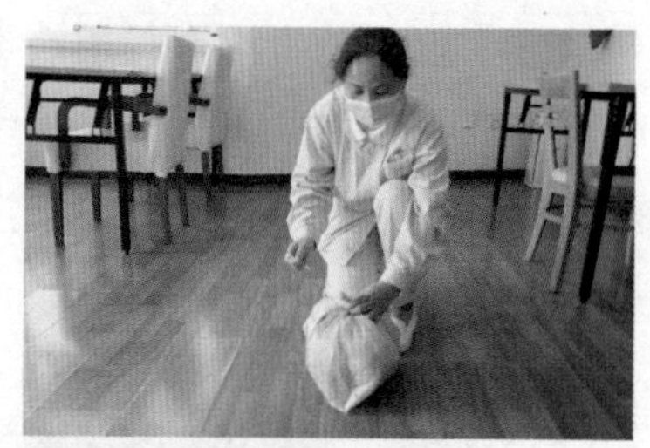
b. 鹅颈打结

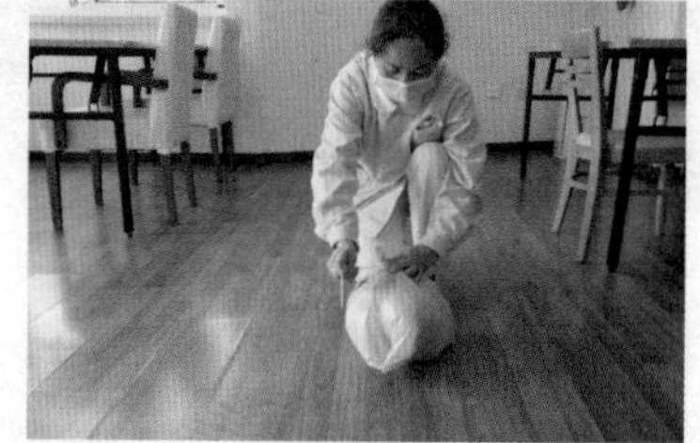
c. 扎带扎紧袋口

图 4-1-26　鹅颈式打结

（10）抹布、拖把等非一次性使用的物品应放置在含 1000~2000 mg/L 有效氯（溴）消毒液内浸泡消毒 30~60 min，再以洗涤剂及清水洗净，最后晾（晒）干后备用（见图 4-1-27）。

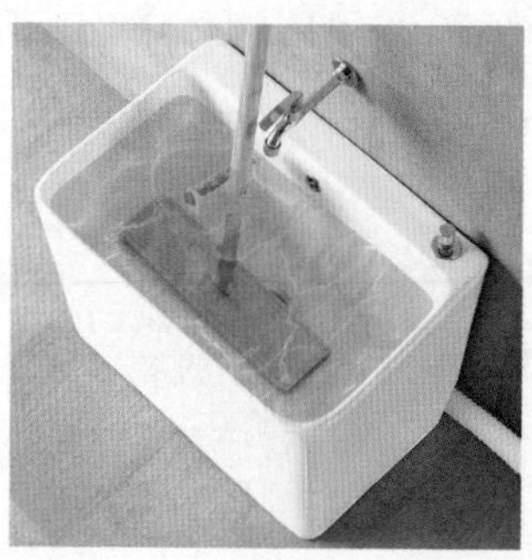
a. 消毒

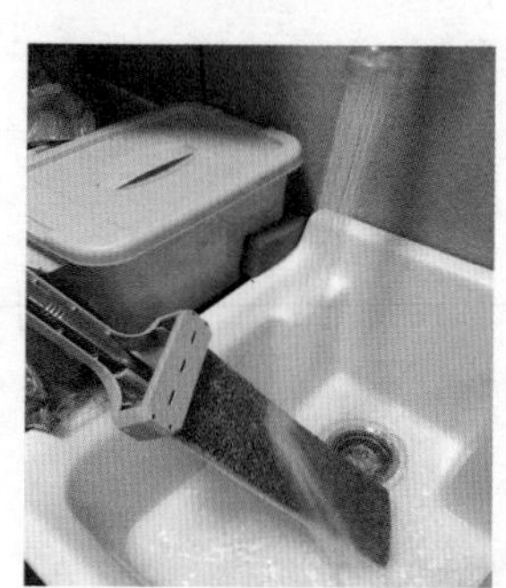
b. 清洗

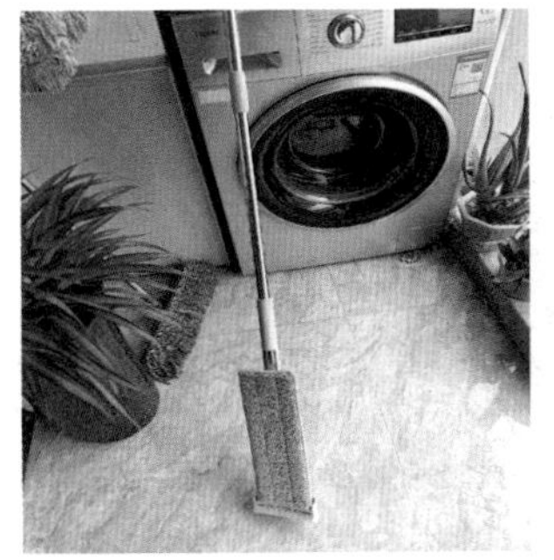

c. 晾干
图 4-1-27　消毒、清洗、晾干拖把

# 第二节　日常清洁和预防性消毒

养老机构以清洁为主、消毒并重的原则，针对不同的对象与环节，采取相应的预防性消毒措施。配制和使用消毒剂时，需做好个人防护，穿工作服或隔离衣、戴口罩、手套等，脱卸个人防护用品后及时规范进行手卫生。

## 一、不同环境、物表等环节的清洁与消毒

### （一）空气

1. 开窗通风

操作要点：开启门窗至最大，通风形成空气对流。每日上午和下午至少开窗通风一次，每次 30 min 以上（见图 4-2-1）。

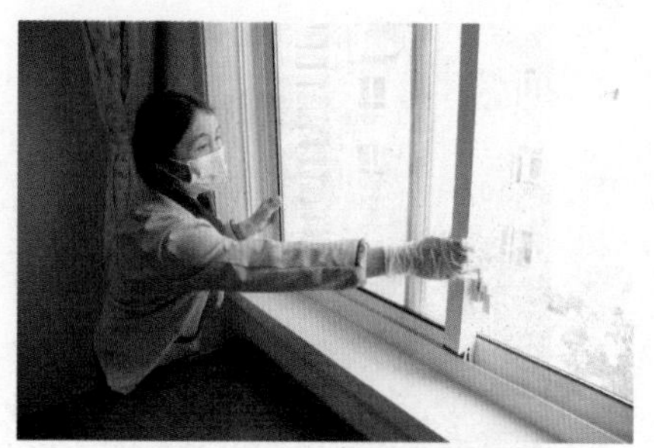

图 4-2-1 自然对流通风

注意事项：空气污染严重的雾霾天气不宜采用开窗自然通风方式，建议用循环风空气消毒器净化室内空气。

2. 机械通风（排风扇、壁扇）

操作要点：排风扇建议常开，壁扇建议摆动常开，确保室内空气流通和换气量（见图 4-2-2）。

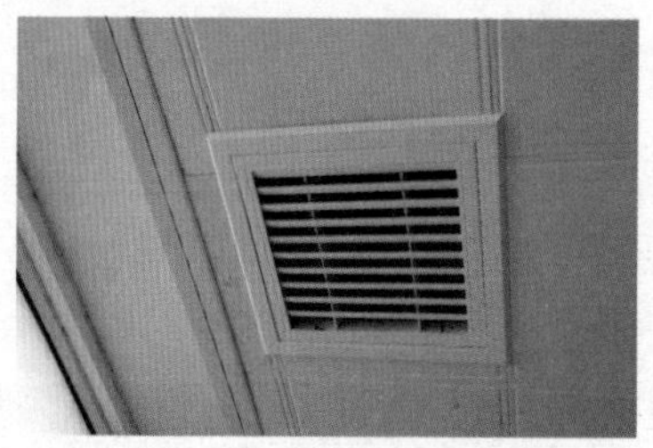

图 4-2-2 排风扇机械通风

注意事项：对于自然通风不畅的场所，建议采取机械通风，排风扇建议安装于门窗对角线墙壁上部，壁扇建议安装于门窗侧面墙壁上部。

3. 循环风空气消毒器

操作要点：非挂壁式循环风空气消毒器建议置于室内中央、周边无遮挡物的位置，确保空气消毒效果，或者按照产品使用说明进行操作（见图 4-2-3）。

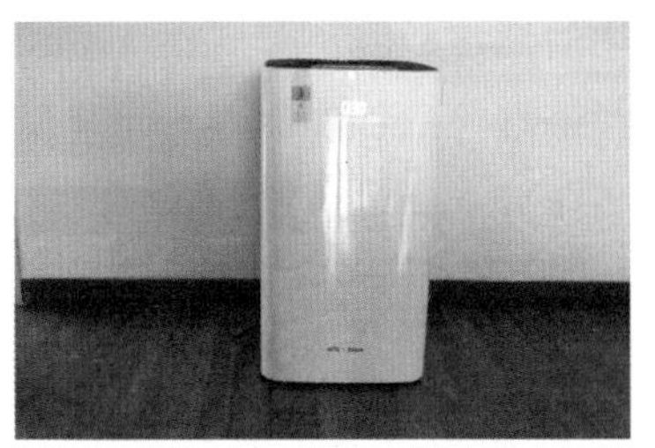

图 4-2-3 空气消毒器

注意事项：根据使用说明选择适用体积范围内的循环风空气消毒器，定期清洁消毒滤网，按使用说明定期更换过滤器（芯）。

建议在使用空调、雾霾天气等不适宜开窗通风或呼吸道疾病流行季节的时候使用。

4. 紫外线灯

适用场所：厨房备餐间、熟食间、保健室、医务室和隔离（观察）室、临终关怀室等场所。

操作要点：用紫外线照射进行室内空气消毒时，必须疏散室内外所有无关人员，保持室内无人情况下开启，消毒前关闭门窗，消毒 30 min 后应开窗通风，驱散残留臭氧后方可进入室内（见图 4-2-4）。

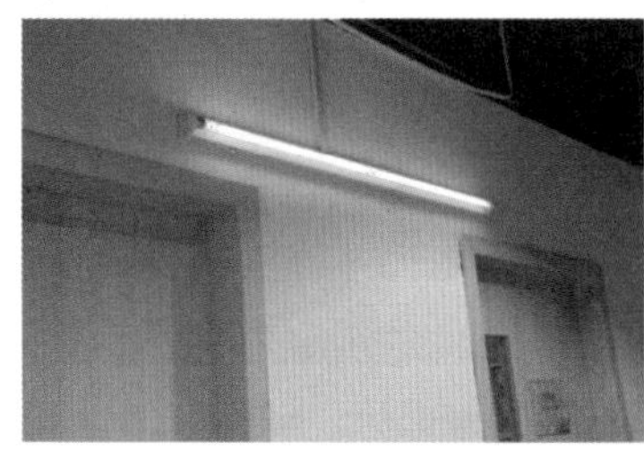

a. 紫外线灯（悬挂）

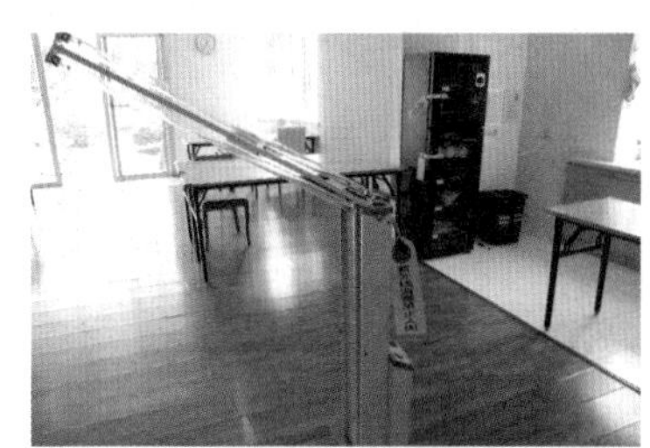

b. 紫外线灯（移动车）

图 4-2-4 紫外线辐照消毒

使用要求：厨房备餐间、熟食间每天在使用前开启消毒；保健室、医务室每天使用后消毒；隔离（观察）室和临终关怀室每次人员离开或离世后及时消毒等。每次消毒时间至少 30 min。卧室、活动室等经常有人员的地方不推荐使用。

注意事项：应保持灯管表面清洁，每周用 75% 酒精或消毒湿巾擦拭，以免表面积有灰尘或油污，影响紫外线消毒效果。每次使用应有记录，一般累计使用时间不超过 1000 h，超过 1000 h 或辐照强度 < 70 μW/cm$^2$ 时应及时更换灯管。

安装要点：室内安装紫外线杀菌灯数量应根据 1.5 W/m$^3$ 测算，若悬挂安装，宜安装在房间中央，高度为离地 1.8~2.2 m。根据一般建筑室内层高 2.8 m 测算，每 7 m$^2$ 需配备一支 30 W 的紫外线灯管。

### （二）地面、墙面

#### 1. 地面拖把湿式清洁消毒

操作要点：

（1）通常采用清水、清洁剂或消毒液湿式拖拭清洁，每天 1~2 次。当有疑似污染时，先去除污染物后再用浸有消毒液的拖把拖拭，顺序为由洁到污（见图 4-2-5、图 4-2-6）。

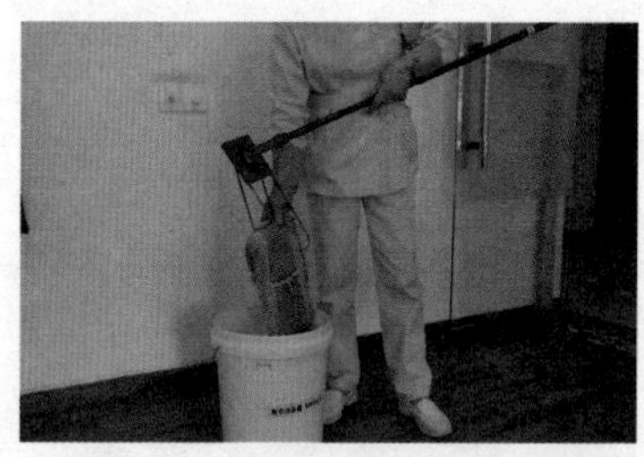

图 4-2-5　拖把浸没于消毒液后适当拧干取出

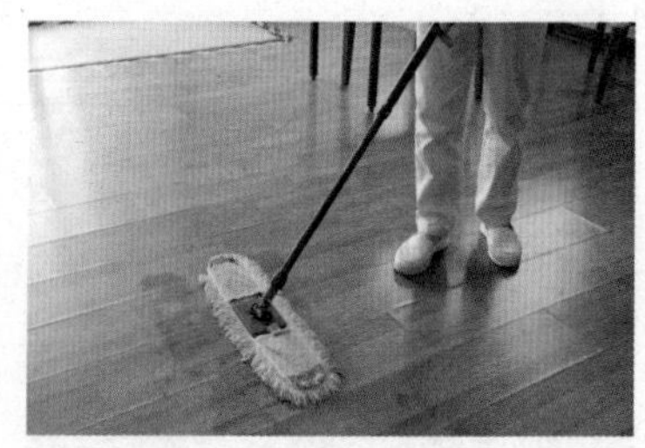

图 4-2-6　拖地消毒

（2）活动室、卧室、盥洗室等场所一般使用含 250~500 mg/L 有效氯（溴）消毒液进行拖拭消毒，作用 15~30 min 后，再用清水去除消毒液残留（见图 4-2-7）。

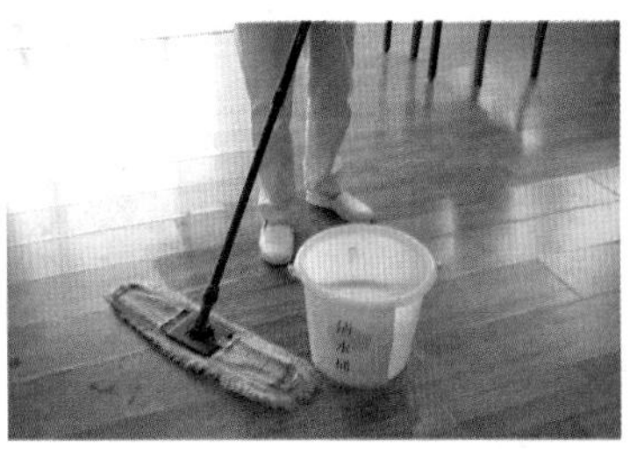

图 4-2-7　清水去除消毒液残留

（3）拖把每次浸没于消毒桶或清水桶，适当拧干后（以不流淌消毒液为宜），根据地面清洁情况，每次拖地不宜超过 5 $m^2$。

注意事项：当地面无明显污染时，可用清水或清洁剂湿式拖拭清洁；根据实际情况定期（如每周一次）使用消毒液进行拖地消毒。当地面有可疑或明确污染时，必须立即清除污物，然后使用消毒液进行拖地消毒。

2. 地面喷雾消毒

操作要点：

（1）地面有疑似污染时，疏散人员，去除污染物后，活动室、卧室等场所先关闭门窗。

（2）一般使用含 250~500 mg/L 有效氯（溴）消毒液，当盥洗室有明显污染时可使用含 500~1000 mg/L 有效氯（溴）消毒液，进行喷雾消毒（见图 4-2-8 ~ 图 4-2-11）。

（3）作用 15~30 min 后，必要时用清水拖拭，去除消毒液残留。清水拖地时，将拖把浸没于清水桶，后适当拧干，且每次拖拭不宜超过 5 $m^2$（见图 4-2-12）。

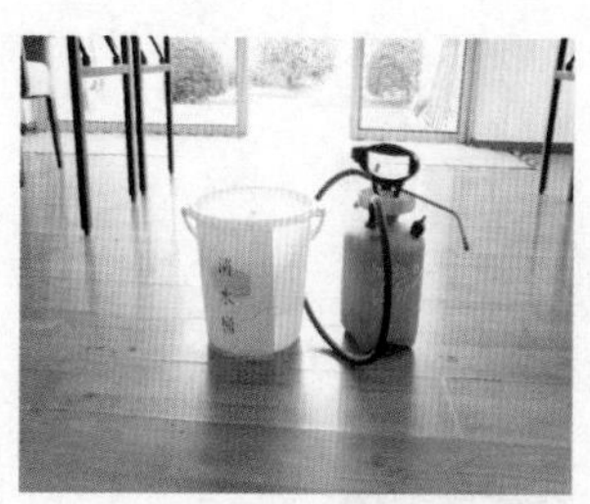
图 4-2-8　准备地面消毒工具（喷雾器、清水桶）

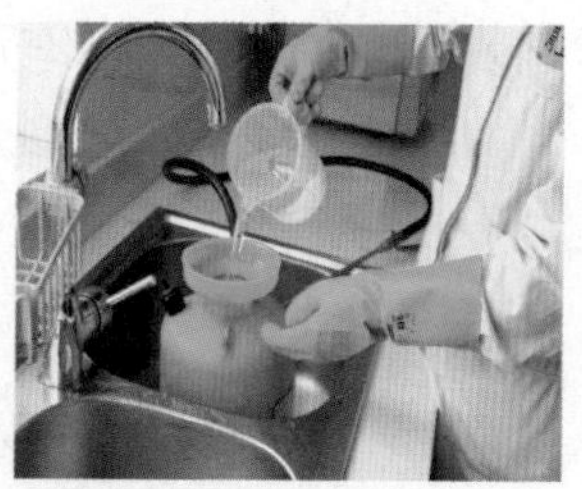
图 4-2-9　喷雾器加消毒液

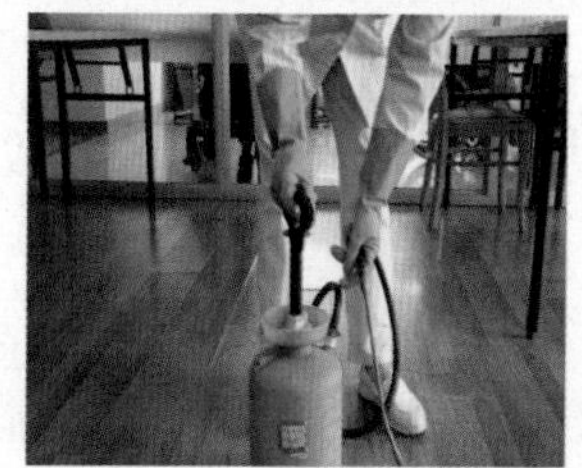
图 4-2-10　喷雾器打气加压

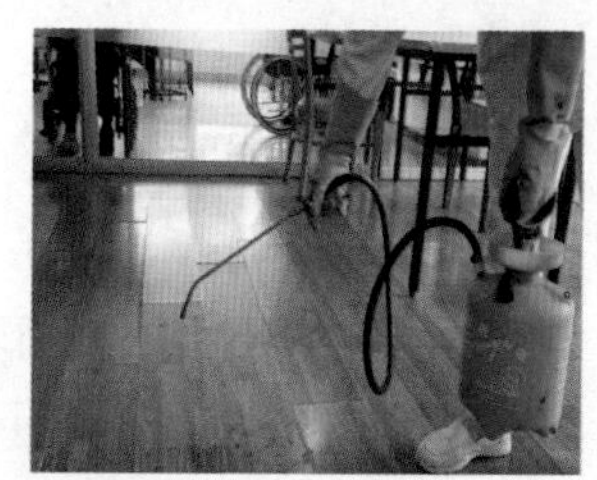
图 4-2-11　均匀喷雾

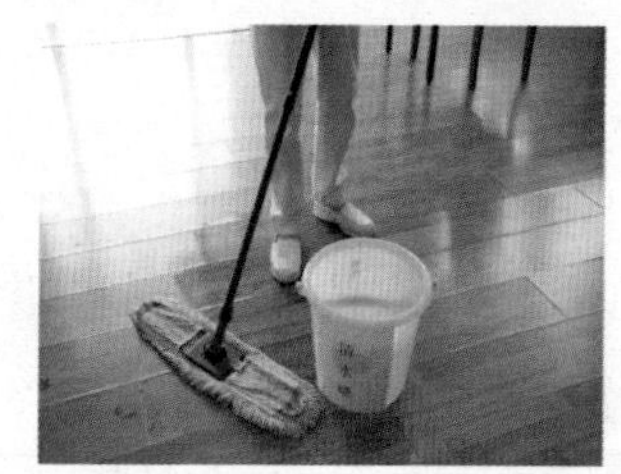
图 4-2-12　清水去除消毒液残留

注意事项：当地面有可疑或明确污染时，可采用喷雾消毒法进行地面消毒。小范围的地面消毒可使用小容量喷雾器，大范围的地面消毒可使用大容量喷雾器。

3. 墙面消毒

操作要点：墙面有疑似污染时，去除污染物后，公共活动室、卧室、盥洗室等场所一般使用含 250 mg/L 有效氯（溴）消毒液进行擦拭或喷雾消毒，作用 15~30 min，人员经常接触的区域可用清水擦拭去残留。

注意事项：墙面一般不需要进行日常预防性消毒，只需要定期保洁。

### （三）物体表面擦拭消毒

经常触摸的物体表面，如楼梯扶手、电梯按钮、公用活动室桌椅等，每天清洁消毒一次，受到污染及时清洁消毒；不易触及的物体表面可每周一次清洁消毒。

操作步骤：把干净的消毒抹布浸泡入消毒桶，取出拧干消毒抹布（以不滴消毒液为度）或选用一次性消毒湿巾；按由上到下、由清洁到污染的顺序擦拭消毒物体表面；消毒抹布或一次性消毒湿巾翻面对折，按顺序继续擦拭消毒；保持消毒液湿润作用至规定时间，然后另取一条专用干净抹布浸泡入清水桶内，拧干专用抹布上的清水，擦去消毒液残留（见图 4-2-13 ~ 图 4-2-19）。

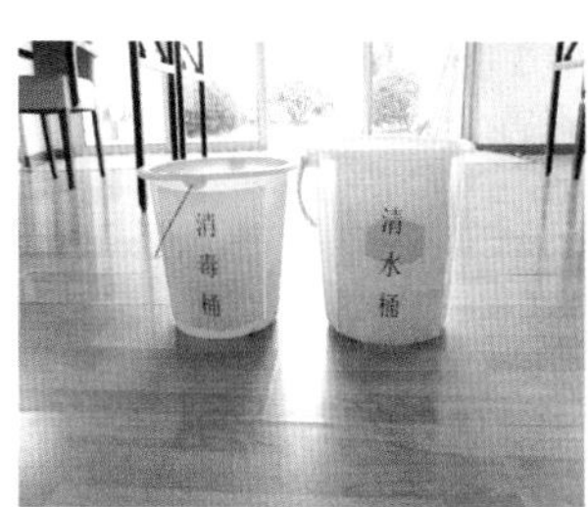

图 4-2-13　擦拭消毒的工具

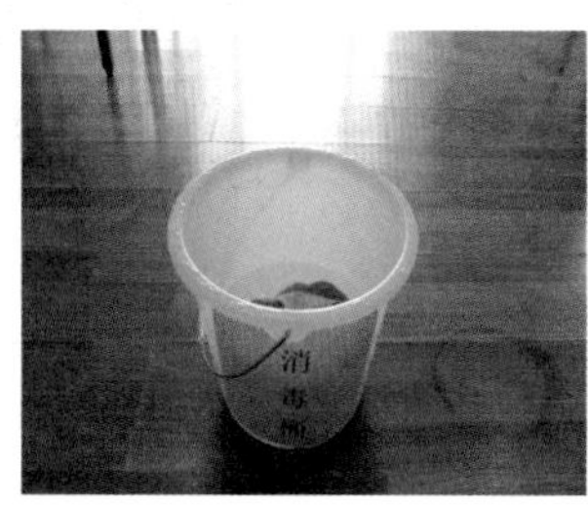

图 4-2-14　抹布浸泡于消毒液中待用

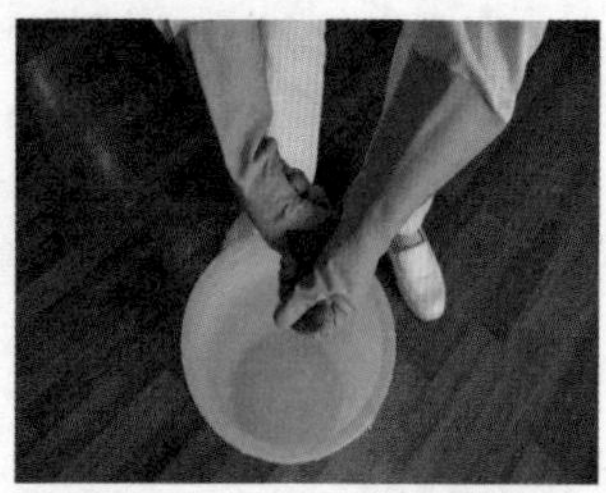
图 4-2-15　拧干抹布

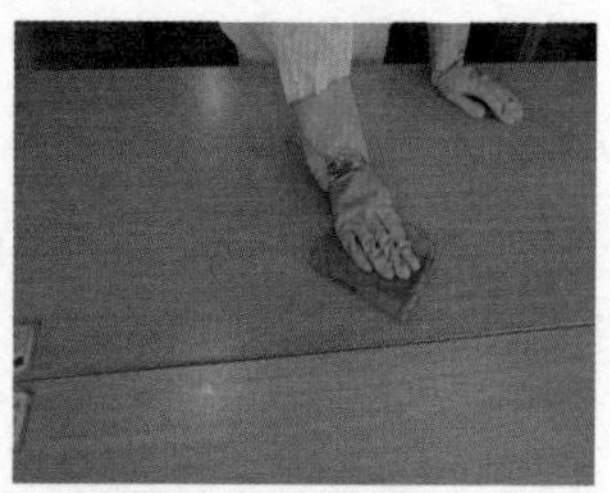
图 4-2-16　由上到下、由洁到污的顺序

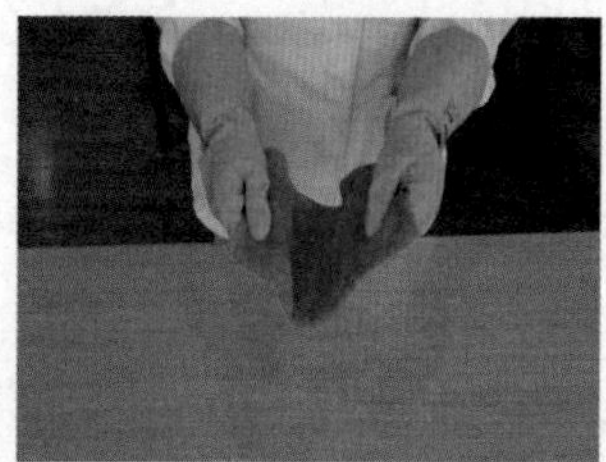
图 4-2-17　对折翻面

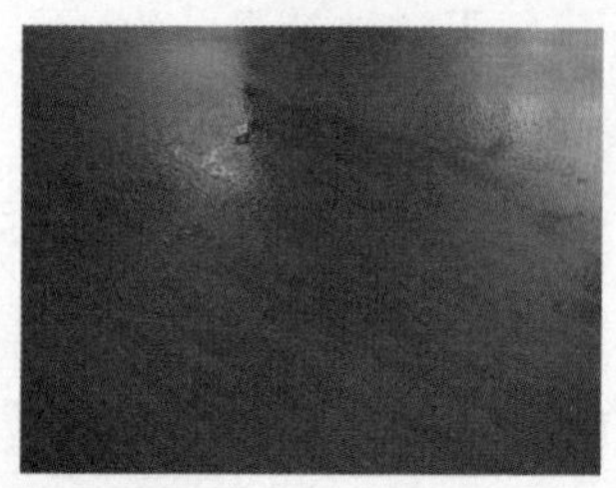
图 4-2-18　保持湿润

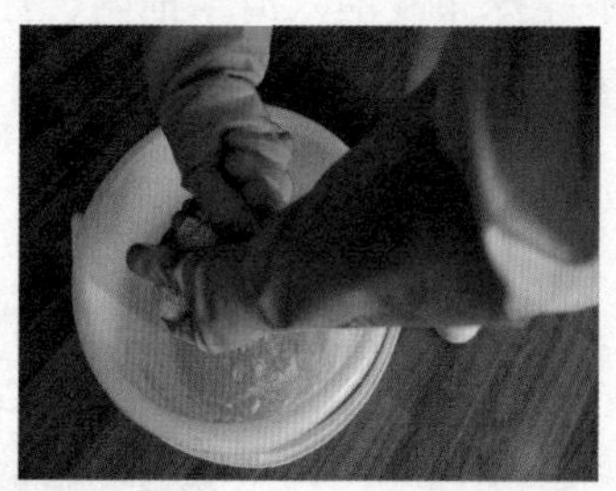
图 4-2-19　清水去除消毒液残留

注意事项：清洁物体的表面可按照“消毒—清洁”程序进行清洁消毒；污染物体的表面应按照“清洁—消毒—清洁”的程序进行清洁消毒。

### （四）餐具、熟食盛具

操作步骤：在专用水槽内用餐饮具专用洗洁剂清洗—用流动

水冲去洗洁剂残留—将餐饮具松散摆放在专用筐内沥干—专用柜加盖—放入蒸箱进行流通蒸汽消毒或放入煮水桶进行煮沸消毒—消毒后的餐饮具待温度适宜后取出—放置于熟食间专用保洁橱干燥保存（见图 4-2-20~ 图 4-2-23）。

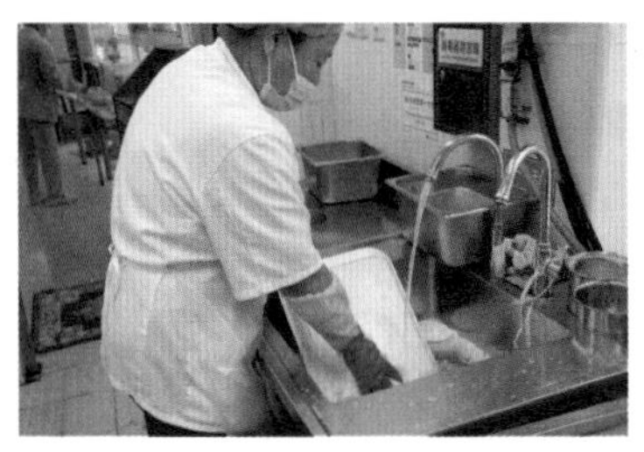
图 4-2-20　专用水槽清洗

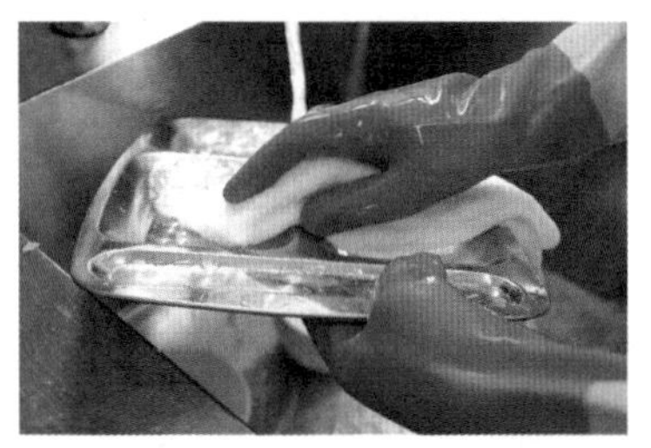
图 4-2-21　流动水冲洗

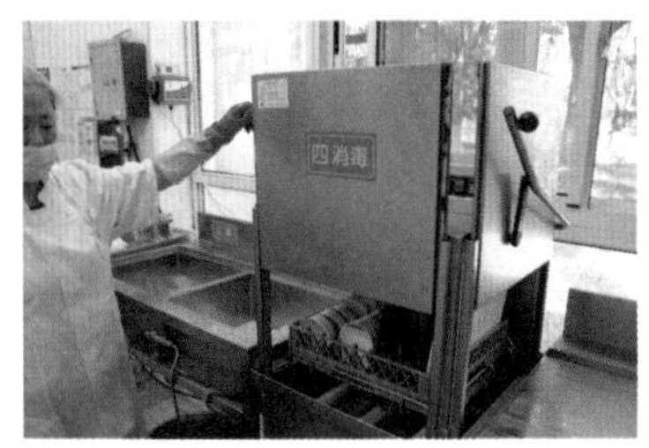

图 4-2-22　蒸汽消毒柜消毒

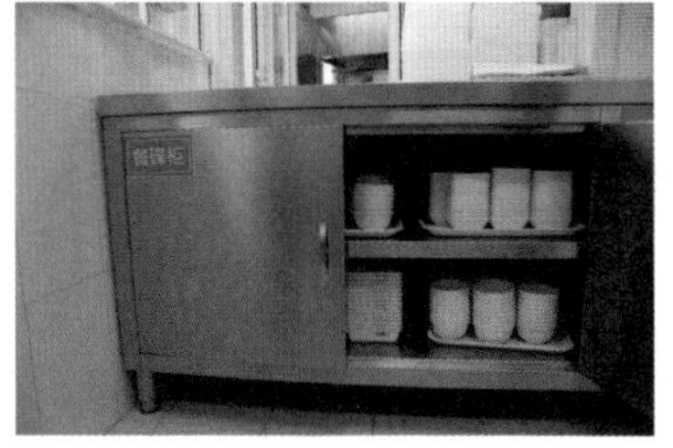
图 4-2-23　专用保洁橱保存

注意事项：餐具和熟食盛具应专用，餐具应一人一用一清洗消毒，严格执行“一洗二冲三消毒四保洁”制度；消毒后，待餐饮具降至适宜温度时，取出放入专用保洁柜。整个环节保持干净，预防二次污染。

### （五）被褥、台布等纺织品

#### 1. 床垫、被褥等织物消毒

床垫、被褥等应专人专用，建议采用防水床垫、被褥及枕芯，必要时可采取暴晒。暴晒物品应全部暴露于阳光下，每次暴晒时间不少于 4h。或选用床单位消毒机，使用时需按照产品说明书操作。

对于失能老人建议使用可洗涤床垫、被褥、枕芯等床上用品，定期进行清洗消毒，有明显污染或更换使用人员时（如老人出院）及时进行清洗消毒。床单、被套等床上用品每月洗涤 1~2 次。

2. 织物清洗消毒

见第二章第二节。

（六）电脑键盘、鼠标等小件办公用品

电话机、电脑键盘、鼠标、文件夹等小件办公用品可用消毒湿巾或 75% 酒精进行擦拭消毒（见图 4-2-24）。

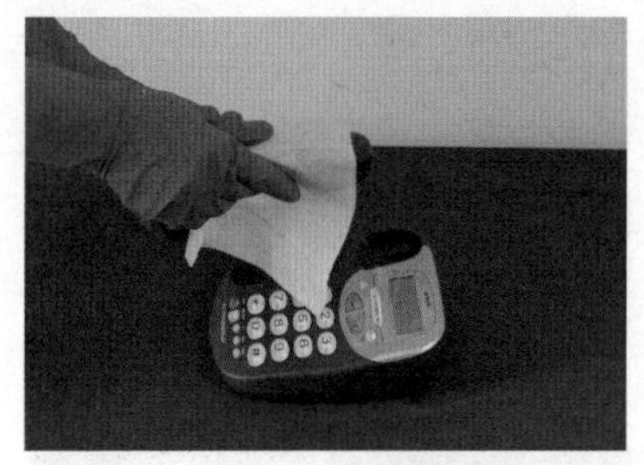

a. 电话机擦拭消毒

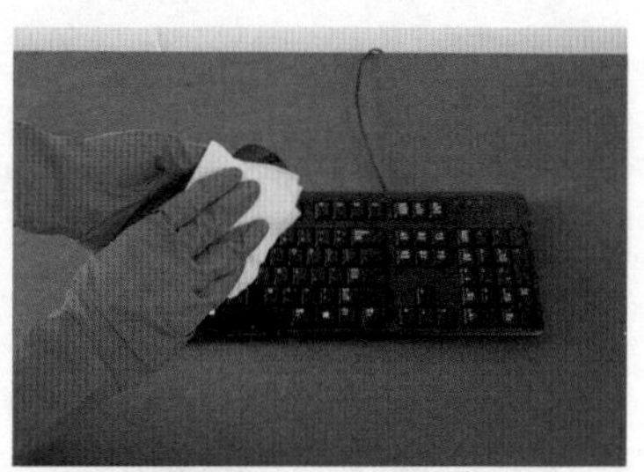

b. 鼠标、键盘擦拭消毒

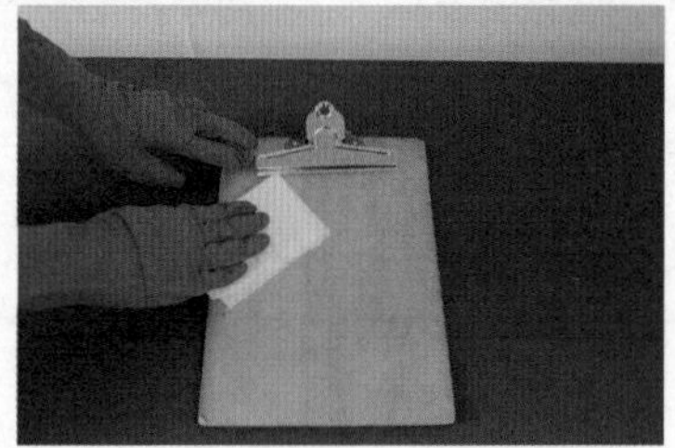

c. 文件夹擦拭消毒

图 4-2-24　小件办公用品擦拭消毒

注意事项：应以日常清洁为主，建议每天一次进行预防性消毒。如怀疑其可能被污染时，可立即实施擦拭消毒。

### （七）听诊器、压舌板、体温计（口表、肛表）等诊疗用品

#### 1. 听诊器

每次使用后及使用前均用 75% 酒精或消毒湿巾进行擦拭消毒（见图 4-2-25）。

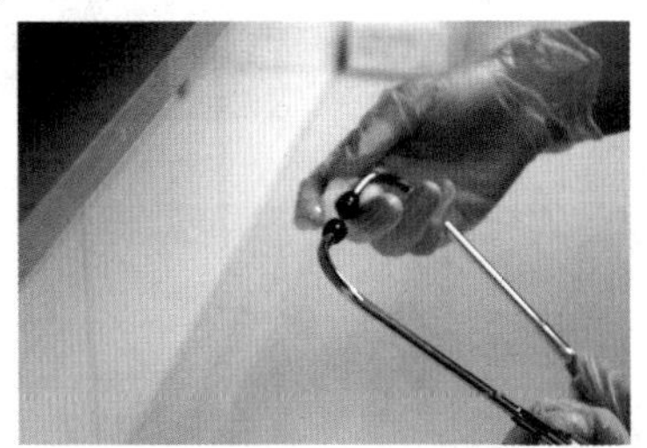

图 4-2-25　擦拭消毒

#### 2. 压舌板

一次性压舌板使用后按照医疗废弃物规范处置（见图 4-2-26）。

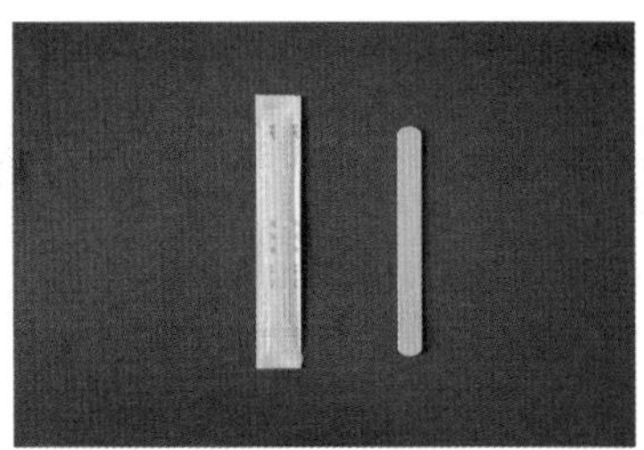

图 4-2-26　一次性压舌板

重复使用压舌板清洗消毒操作步骤：流动水冲洗、洗净压舌板—放入沸水内煮沸消毒或用专用布袋（容器）放入蒸汽消毒柜，流动蒸汽消毒，待温度降至适宜时取出—干燥保存备用；也可用含 1000 mg/L 有效氯（溴）消毒液浸泡消毒 30 min—用温开水冲洗去除消毒液残留—晾干—干燥保存备用（见图 4-2-27、图 4-2-28）。

（1）高温消毒步骤。

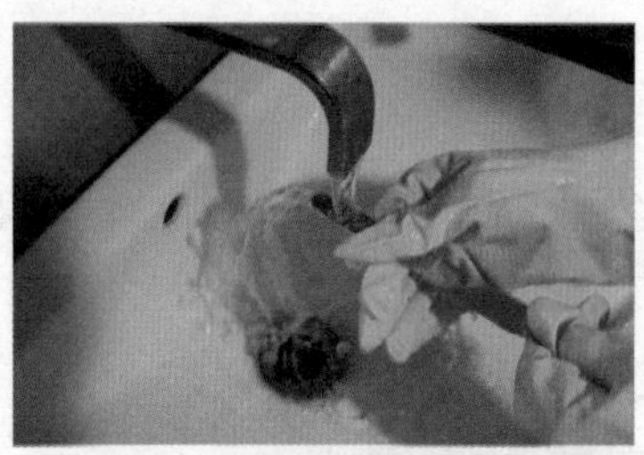
a. 流动水冲洗洗净压舌板

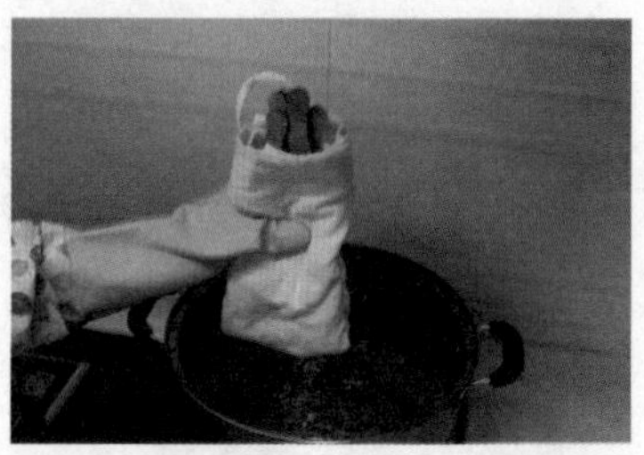
b. 放入沸水内煮沸消毒压舌板

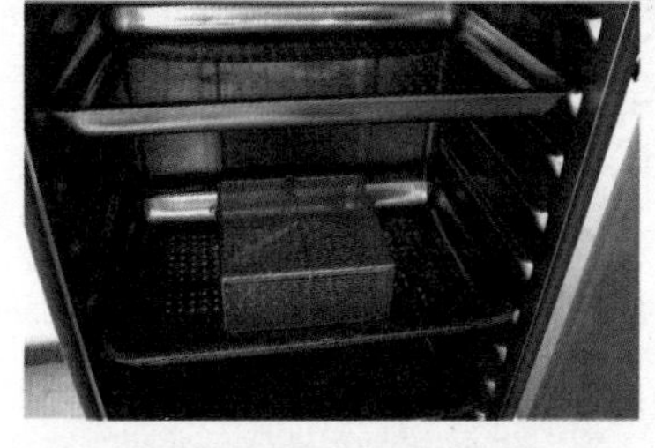
c. 放入蒸汽消毒柜消毒压舌板

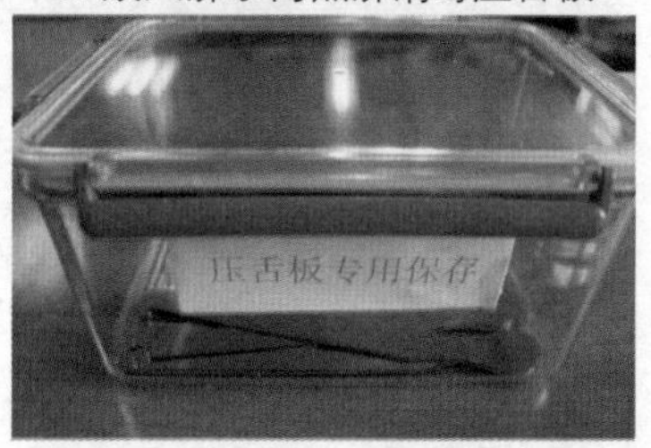

d. 压舌板晾干、干燥保存备用

图 4-2-27　压舌板高温消毒方法

（2）消毒液浸泡消毒步骤。

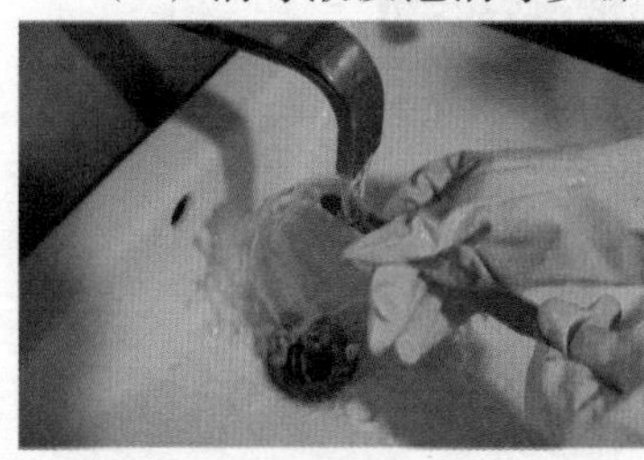
a. 流动水冲洗洗净压舌板

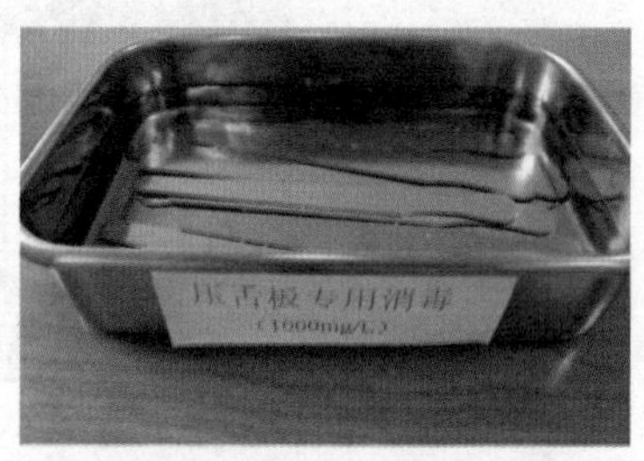

b. 消毒液浸泡消毒压舌板

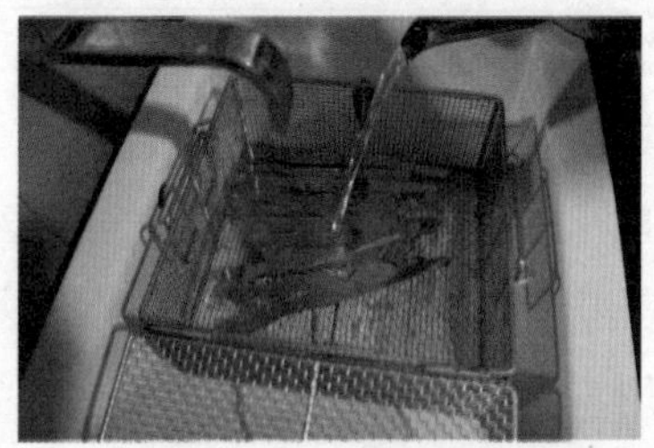
c. 用温开水冲洗去除消毒液残留

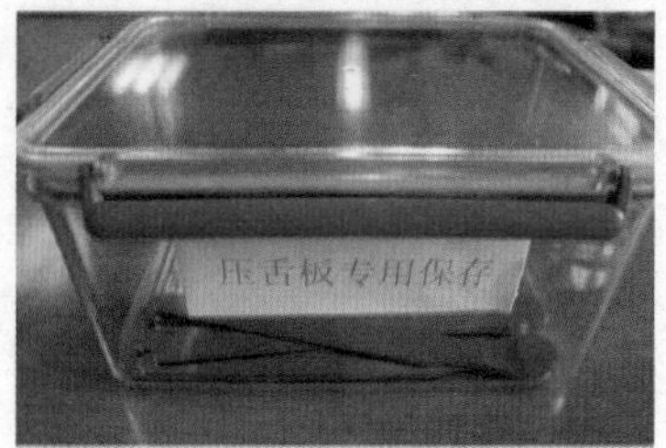

d. 压舌板晾干、干燥保存备用

图 4-2-28　压舌板消毒液浸泡消毒方法

### 3. 体温测量仪

（1）测温枪：如额温枪、耳温枪等，为目前主流使用的体温计，清洁消毒步骤如下：

使用后的额温枪/耳温枪用 75% 酒精棉球擦拭其表面，首先重点擦拭额温枪/耳温枪手持处及按钮处，然后用另一个酒精棉球擦拭额温枪/耳温枪头部，重复 2 遍，最后将擦拭消毒后的额温枪/耳温枪放置在干净的专用柜（盒）中。

注意：如果测温枪/耳温枪在使用过程中触碰到了测量人员的皮肤表面，应及时用酒精棉球擦拭消毒后再使用（见图 4 2 29）。

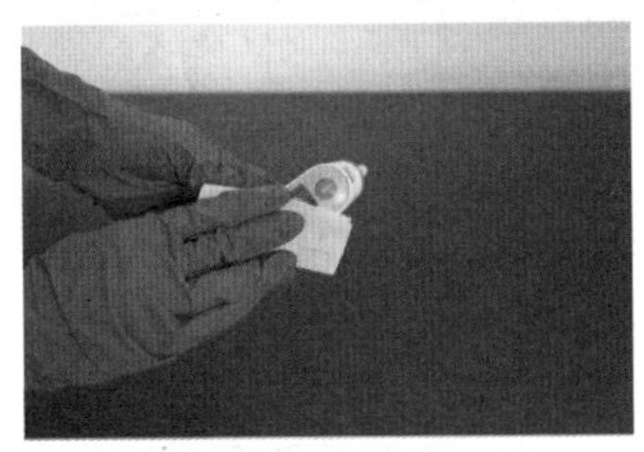

a. 用酒精棉球擦净测温枪表面，重点部位是测温枪手持处及按钮处

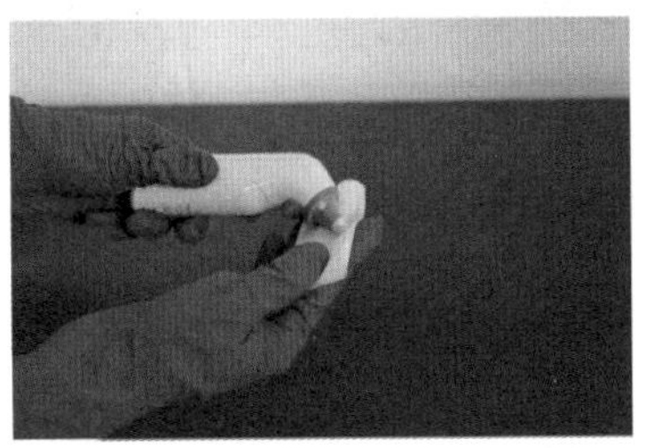

b. 擦拭测温枪头部，如果测温枪头部触碰到人员，应及时消毒

图 4-2-29　测温枪消毒

（2）水银体温计：常用于腋窝、口腔、肛门等部位体温的测量，清洁消毒操作步骤如下：

使用后温度计及时用 75% 酒精棉球擦拭去污—放入第一道含 1000 mg/L 有效氯（溴）消毒液浸泡消毒 5 min—放入第二道含 1000 mg/L 有效氯（溴）消毒液浸泡消毒 30 min—需用凉开水或净水冲洗去除消毒液残留并擦干—用 75% 酒精棉球擦拭、干燥、保存于干净专用盒内备用（见图 4-2-30 ~ 图 4-2-35）。

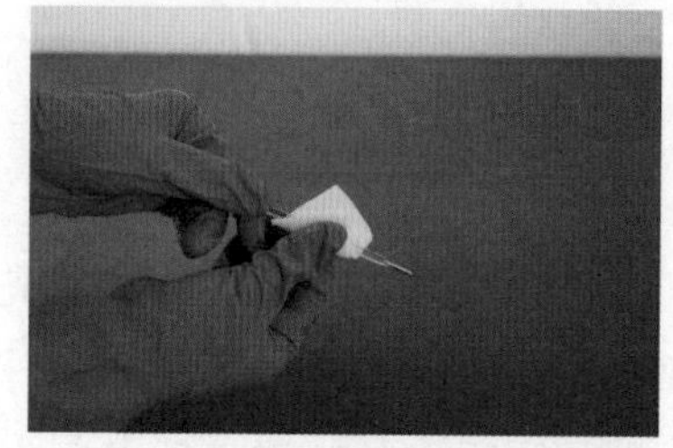

图 4-2-30　用酒精棉球擦净体温计

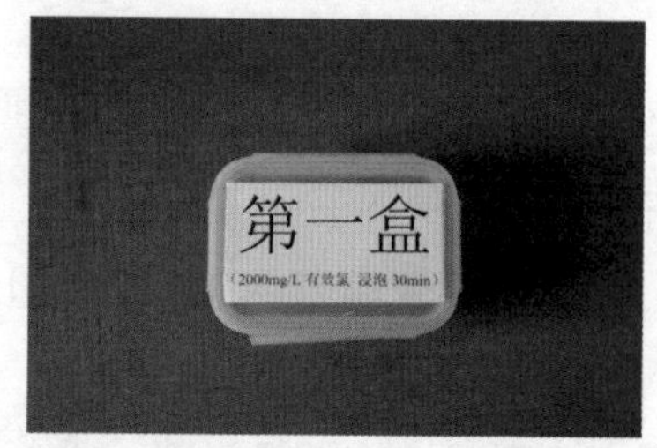


图 4-2-31　体温计直接放入第一道消毒液中浸泡消毒 5min

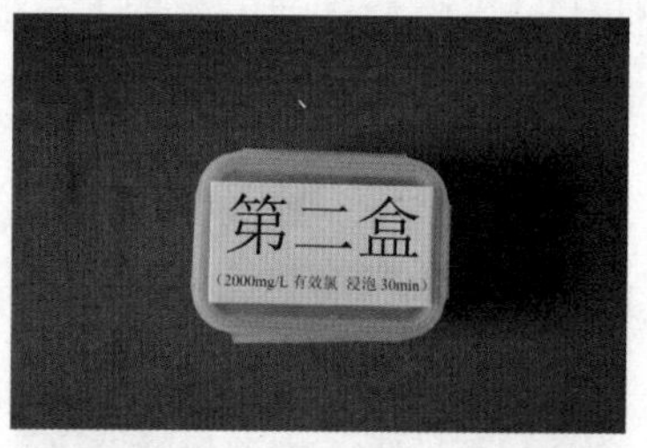


图 4-2-32　体温计放入第二道消毒液中再次浸泡消毒 30min

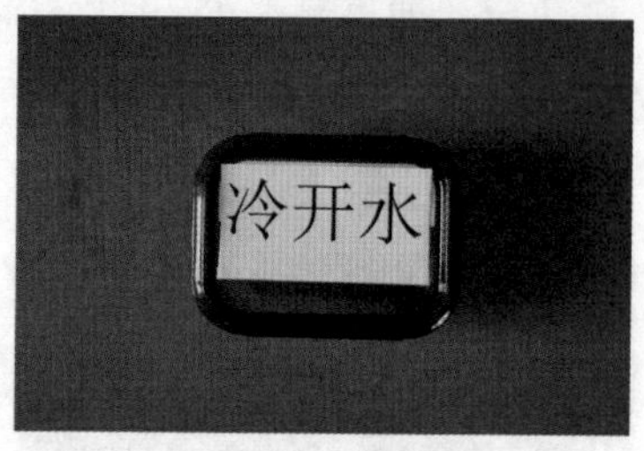


图 4-2-33　使用冷开水冲洗干净并擦干

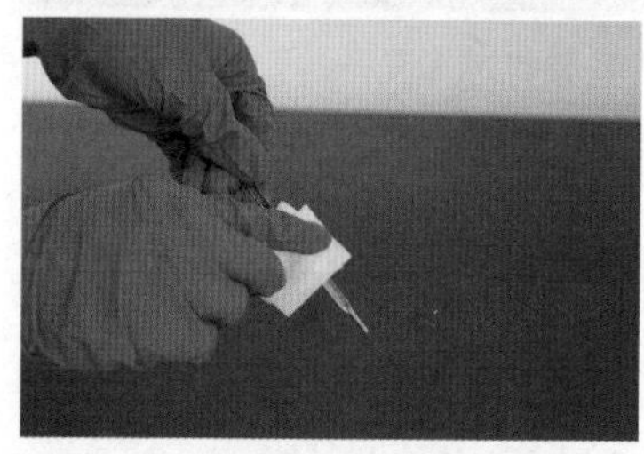

图 4-2-34　使用酒精棉球擦干净

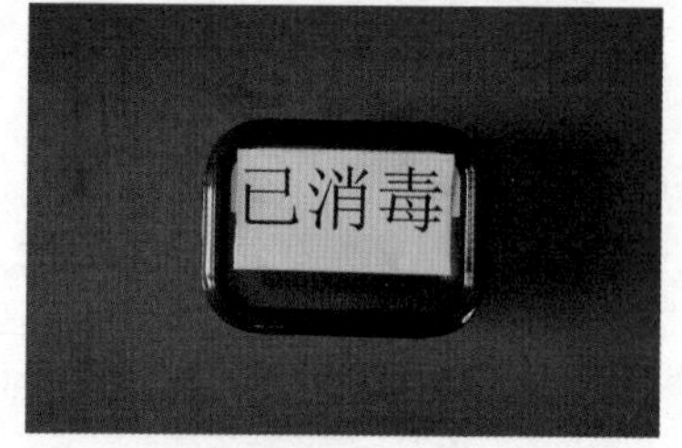


图 4-2-35　体温计干燥保存备用

存放体温计专用盒清洁消毒方法：将专用盒清洗后用蒸汽消毒柜高温消毒或用 500 mg/L 有效氯（溴）消毒液浸泡消毒 30 min，用凉开水或净水冲洗去除消毒液残留，并保持清洁干燥。如专用盒被污染，需及时进行清洁消毒。

## （八）清洁用具

首选高温清洗消毒，将正常环境中使用后的抹布、可拆卸拖把直接运送至地巾、抹布专用清洗消毒间，使用专用洗涤设备进行分批、分类高温清洗消毒，烘干机烘干，分类存放后备用（见图 4-2-36~图 4-2-39）。

其次选择浸泡清洗消毒：将正常环境中使用后的抹布、可拆卸拖把带回清洗消毒间，分类浸泡消毒，选择含 250~500 mg/L 有效氯（溴）消毒液进行浸泡消毒，作用 15~30 min 后，工作人员手动或用专用清洗机清洗，阳光下晾干，分类存放备用（见图 4 2 40~图 4-2-45）。

注意事项：装载（清洗）抹布、拖把桶或箱每次使用后均及时清洁消毒，可选择含 250~500mg/L 有效氯（溴）消毒液进行浸泡消毒，作用 15~30min，流动水冲洗，晾干备用。

### 1. 抹布、拖把

（1）专用设备高温清洗（见图 4-2-36 ~ 图 4-2-37）。

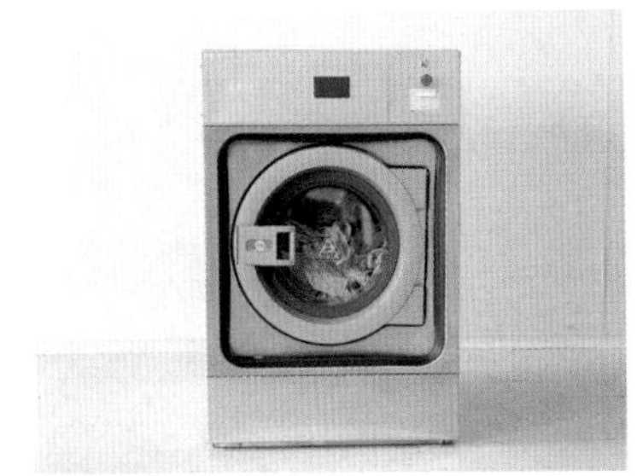

图 4-2-36　机洗抹布

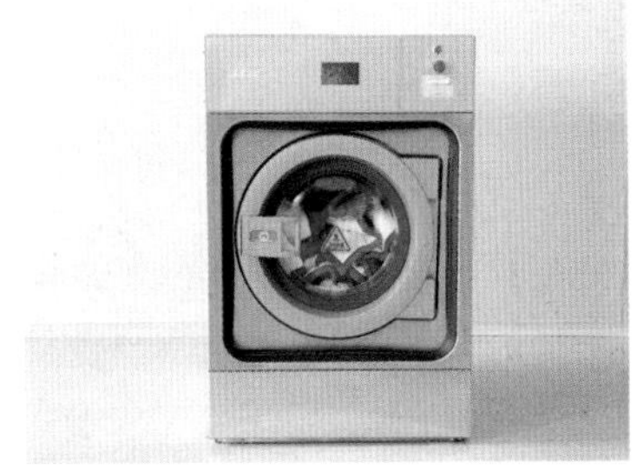

图 4-2-37　机洗可脱卸的拖把头（地巾）

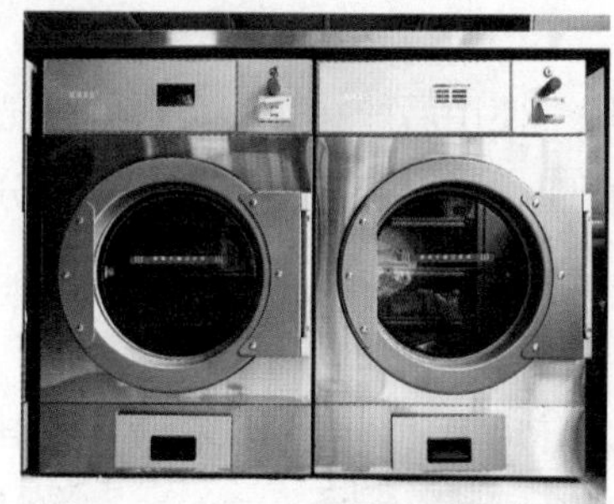

图 4-2-38　烘干设备烘干

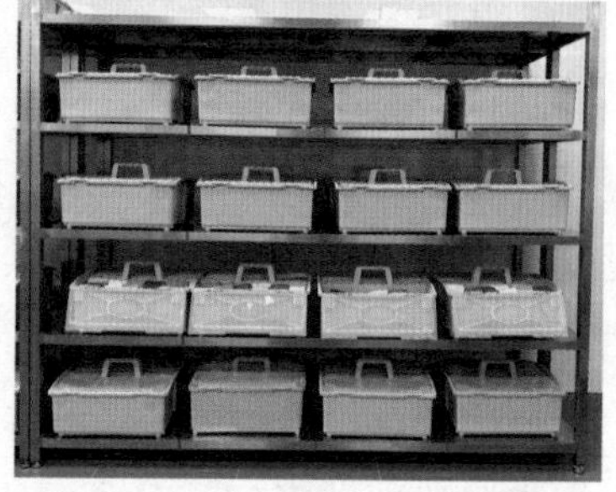

图 4-2-39　地巾的分类保存

（2）手动清洗（见图 4-2-40 ~ 图 4-2-45）。

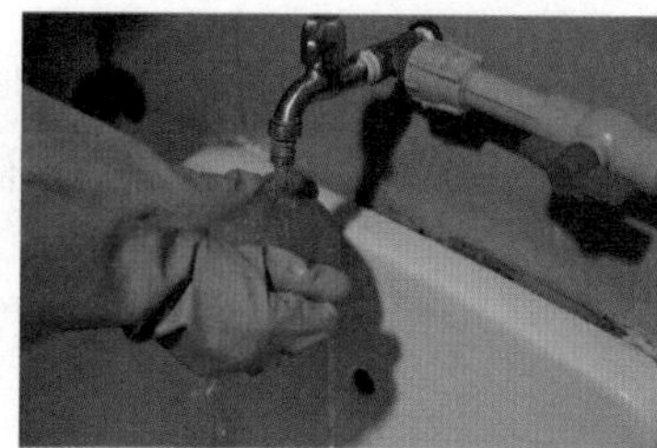

图 4-2-40 手动清洗抹布

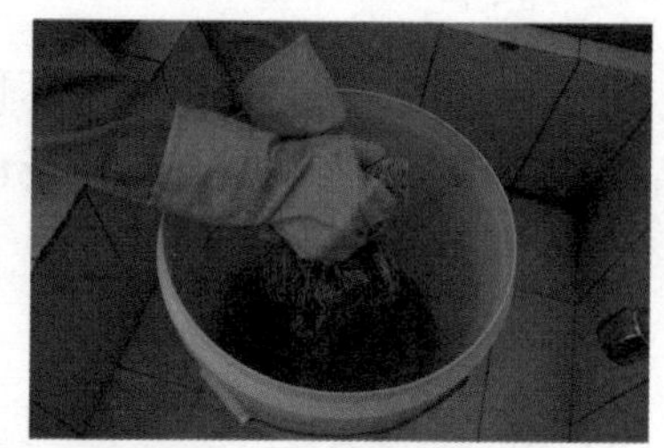

图 4-2-41 手动清洗拖把

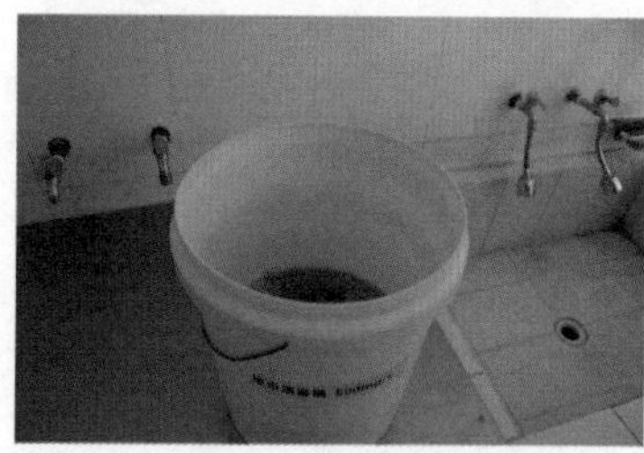

图 4-2-42　浸泡消毒抹布及拖把

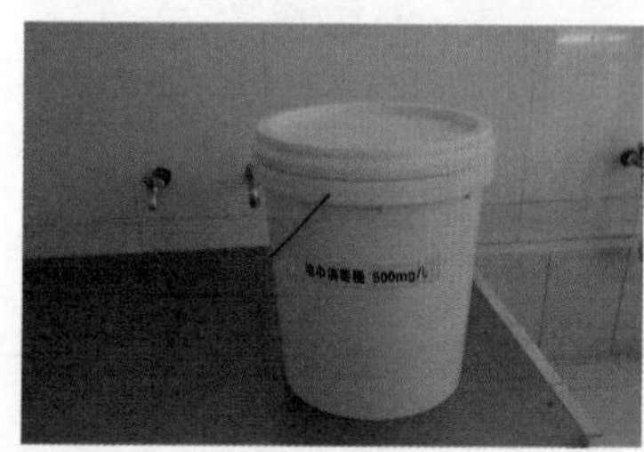

图 4-2-43　浸泡时应盖上消毒桶盖

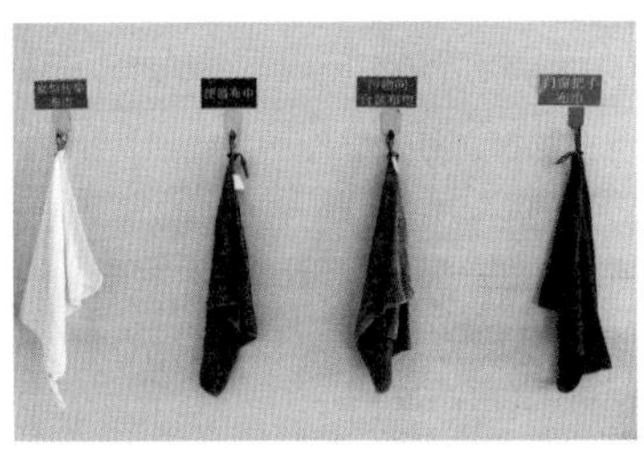

图 4-2-44　抹布分类悬挂、干燥保存

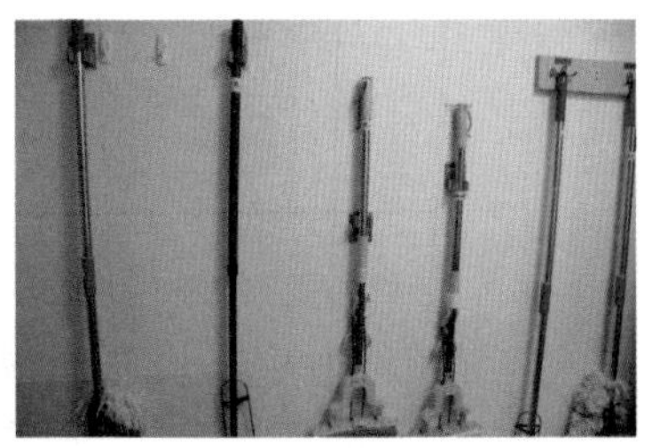

图 4-2-45　拖把的分类悬挂、干燥保存

2. 水桶

水桶的清洁和消毒见图 4-2-46 ~ 图 4-2-48。装载（清洗）抹布或其他污染织物的桶使用后及时清洗消毒，步骤如下：先用流动水冲洗桶内外壁，并用干净抹布洗净桶内外污物。用消毒液浸泡，保持消毒液满桶不外溢，用消毒抹布将消毒桶外表面擦拭消毒；也可直接用擦拭或喷雾消毒方法将桶的内外壁实施消毒。作用至规定时候后用流动水洗净，水桶倒置沥水、干燥保存、备用。

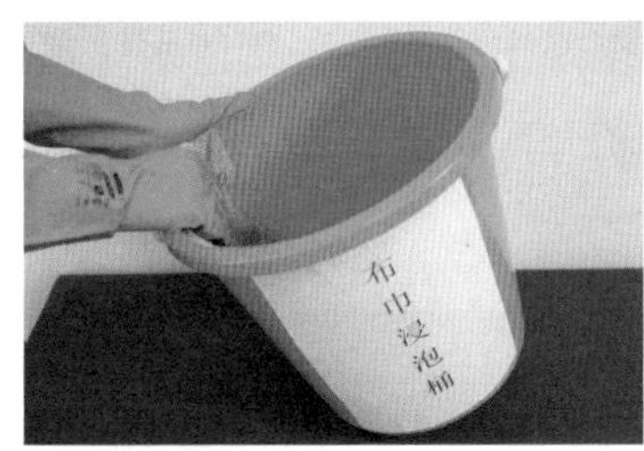


图 4-2-46　流动水冲洗水桶内外桶壁并用抹布清洁桶内外桶壁

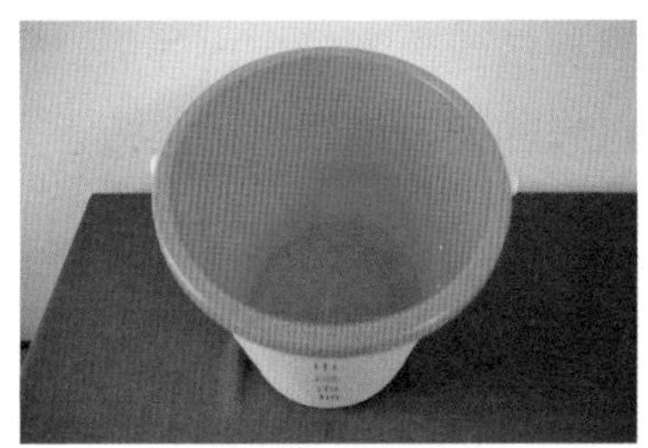

图 4-2-47　使用消毒液浸泡水桶

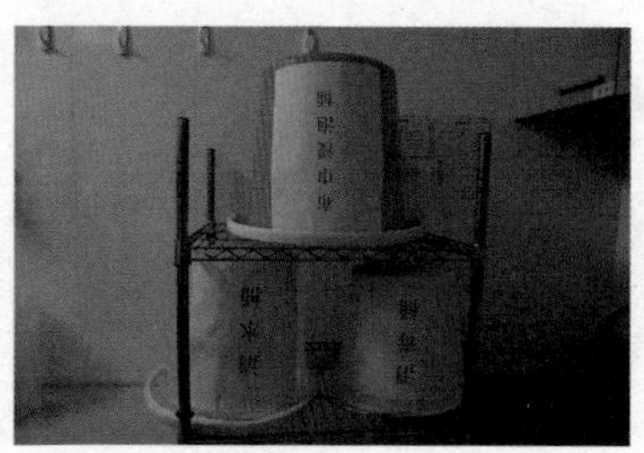

图 4-2-48 消毒完成后倒置水、桶沥干水，干燥保存备用

## （九）通风系统

通风系统包括集中空调通风系统、单体空调、排风扇、风扇等设备，其中集中空调通风系统比较复杂，其清洗消毒工作一般包括处理机组、新风机组、风机盘管等部件，需要由具备空调清洗资质的专业公司上门进行清洗消毒。

对于单体空调建议由经过专业培训的工作人员进行清洗消毒。以下是针对风扇及排风扇的清洗消毒。

电风扇清洁消毒步骤：用浸有洗涤剂的抹布擦洗风扇叶面去污—擦拭、消毒风扇内外面，作用至规定时间后—用清水抹布擦拭风扇叶面及网罩，去除消毒液残留—晾干防护网罩并装回（见图 4-2-49～图 4-2-54）。

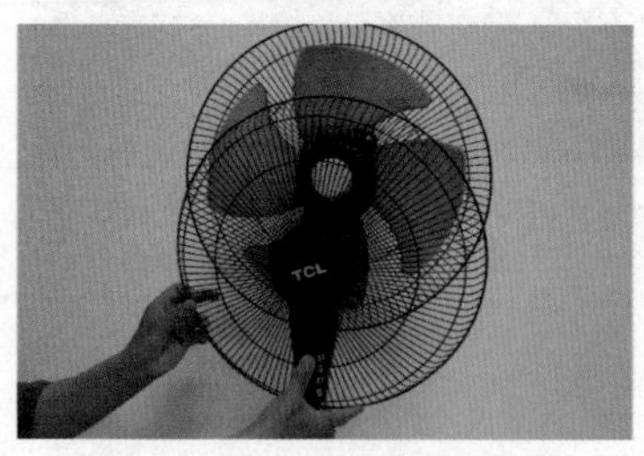


图 4-2-49 拆卸防护网罩

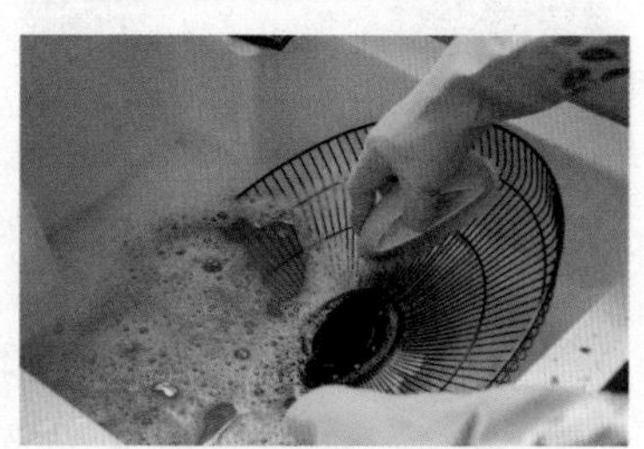

图 4-2-50 流动水冲洗

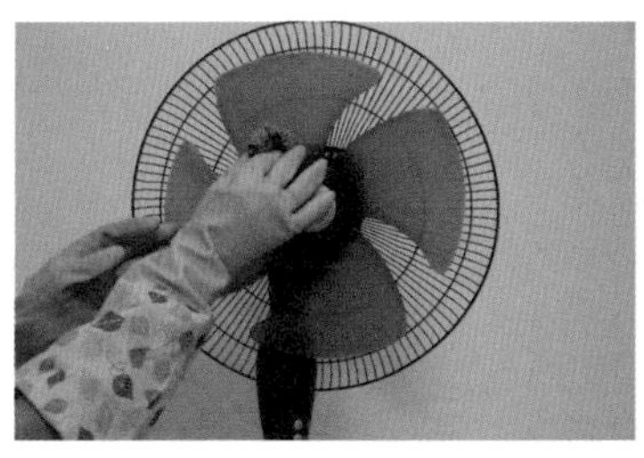

图 4-2-51 擦洗风扇叶面去污

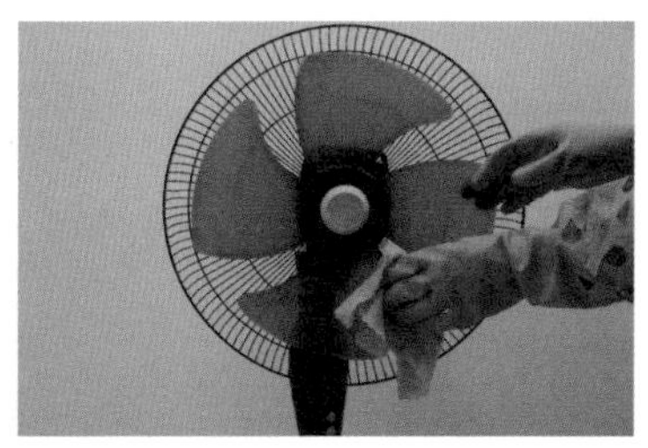

图 4-2-52 擦拭、消毒风扇

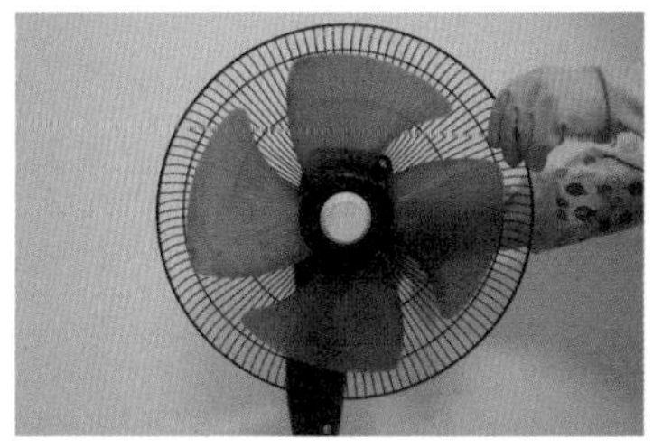

4-2-53 清水去残留

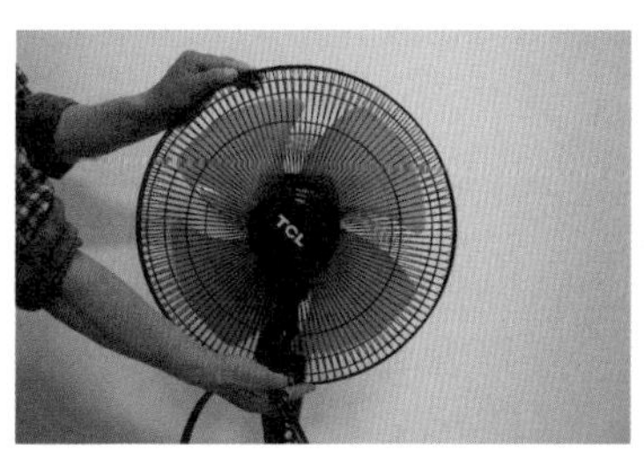


图 4-2-54 晾干装回

排风扇：使用湿润的清水或清洁剂抹布擦拭、清洁挡板上的积灰和污物，后擦拭、消毒排风扇的挡板表面，保持湿润，作用至规定时间后用清水擦拭（见图 4-2-55 ~ 图 4-2-57）。

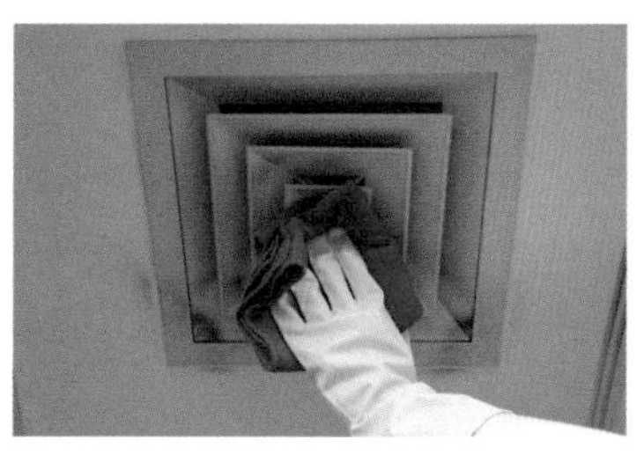

图 4-2-55 抹布擦拭污物

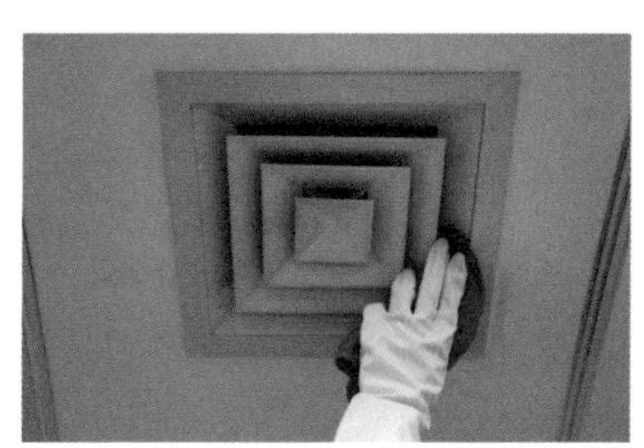

图 4-2-56 擦拭消毒

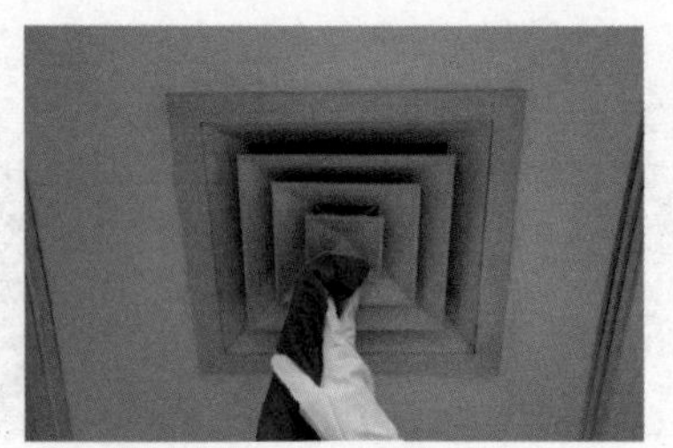

图 4-2-57 清水去残留

## 二、重点场所的消毒关键点

养老机构除常见的需要清洁消毒环境和物体表面外，还涉及一些需要重点关注并开展清洁消毒的场所，如老人起居室、公共活动区、公共浴室、餐厅及备餐区、医疗服务区、公用电梯、老人自助式洗衣房、临终关怀室等，在下文中详细介绍了各重点场所的消毒关键点，常见物品的清洁消毒见附表 2。

### （一）老人起居室

台盆：日常使用后保持洁净干燥，每天消毒不少于 1 次；消毒顺序按照由洁净到污染的原则进行，如：水龙头—洗手池台面—洗手池台盆内部；专用消毒抹布或专用清水抹布，建议一擦拭一翻面，清洁一物品一搓洗，消毒一物品一更换（见图 4-2-58）。

坐便器：一用一冲洗，保持洁净、干燥、无异味。消毒的重点部位是坐便器按钮、坐垫圈，用消毒湿巾或浸有消毒液的抹布擦拭消毒作用至规定时间后，用清水擦去残留。根据坐便器实际使用频率，建议每日湿式清洁 1~2 次、消毒 1 次（见图 4-2-59）。

风扇及排风扇：使用季节无明显污染时每月进行清洁消毒 1 次；若受到污染，随时清洁消毒（见图 4-2-60）。

卫生间扶手：多人房间公用的卫生间扶手无明显污染时每天清洁消毒 2 次，单人或双人使用的无明显污染时每天进行清洁消毒

1 次；若受到污染，随时清洁消毒（见图 4-2-61）。



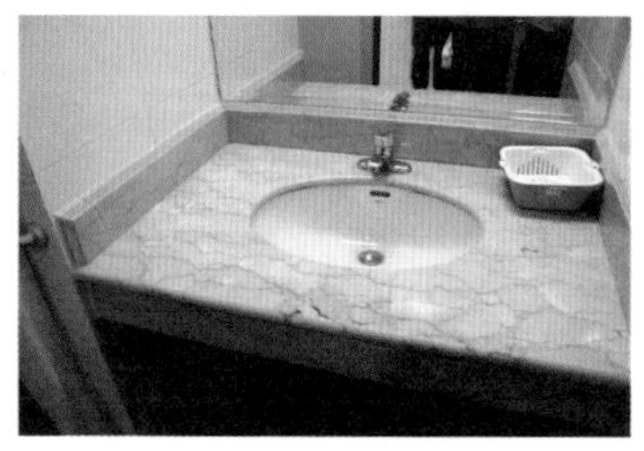
图 4-2-58 水龙头 - 台面 - 台盆内部

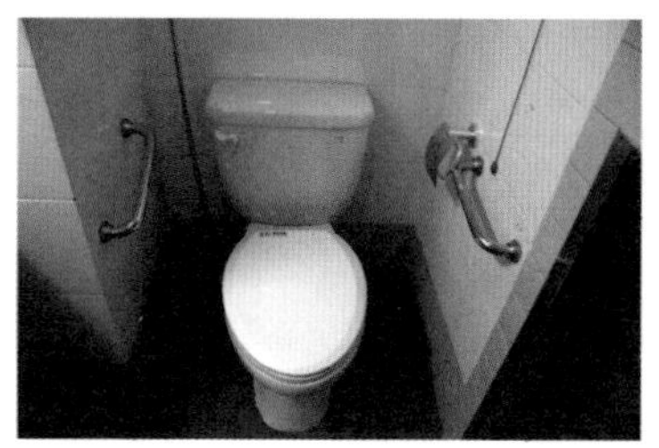
图 4-2-59 坐便器一用一冲洗

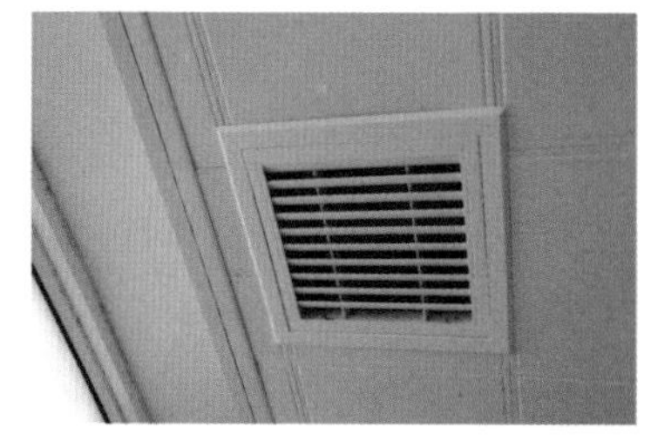
图 4-2-60 风扇及排风扇

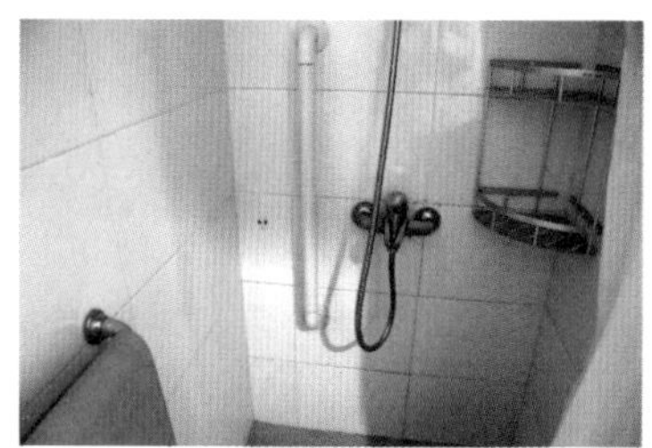
图 4-2-61 卫生间扶手

床扶手：无明显污染时每天保持清洁，每周消毒 1 次；若受到污染，随时清洁消毒（见图 4-2-62）。

卧室开关：多人房间公用的开关无明显污染时每天消毒 2 次，保持清洁，单人或双人使用的无明显污染时每天进行清洁消毒 1 次；若受到污染，随时清洁消毒（见图 4-2-63）。

毛巾：每周清洁消毒 1 次，每次清洁后放入专用标识布袋中，至织物清洗消毒间集中进行高温清洗消毒。选用专用湿热清洗消毒机，清洗消毒时不得与其他织物混洗。

脸盆：每次使用后保持清洁，每周统一进行机械清洁消毒或单独浸泡消毒。

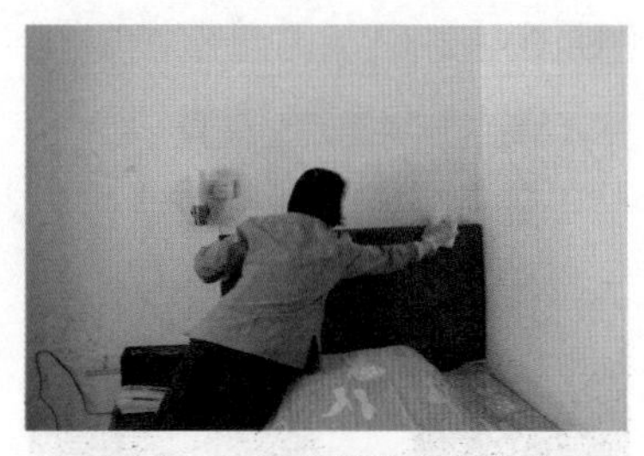
图 4-2-62 床扶手或靠背

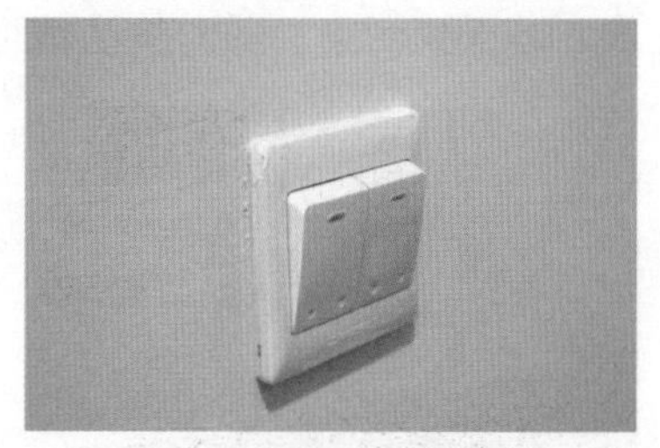
图 4-2-63 卧室开关

### （二）公共活动室或公用区域

空气：每日至少开窗通风 2 次，每次不少于 30 min，呼吸道传染性疾病高发的冬春季或雾霾天气不适宜开窗通风时，使用循环风空气消毒器进行空气消毒（见图 4-2-64）。

门把手：公共活动区域的门把手、扶手等无明显污染时每天保持清洁，每天消毒 2 次；若受到污染，随时清洁消毒（见图 4-2-65）。

桌椅：活动室经常使用或触摸的台面、椅子无明显污染时每天保持清洁，根据人员活动情况每天消毒不少于 1 次；若受到污染，随时清洁消毒（见图 4-2-66）。

公用物品（遥控器等）：活动室公用物品每天保持清洁，若有人员经常活动，需每天消毒 1 次；若受到污染，随时清洁消毒（见图 4-2-67）。

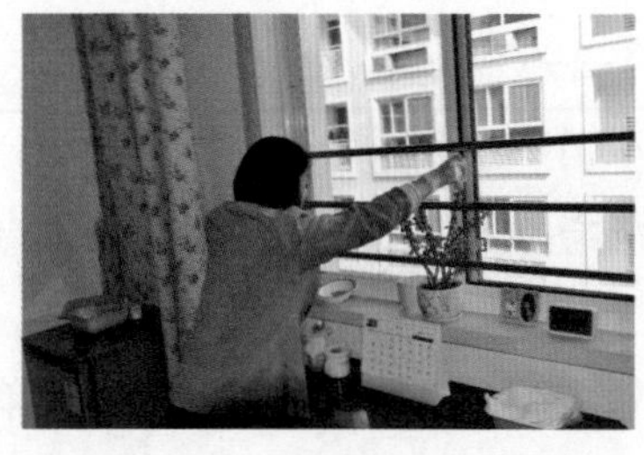
图 4-2-64 空气每日至少开窗通风 2 次

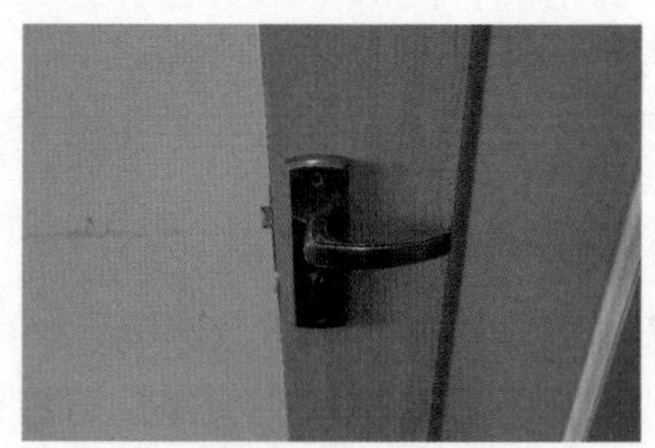
图 4-2-65 门把手

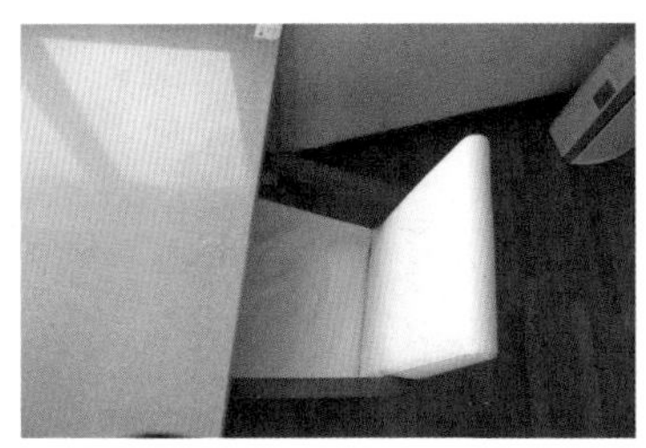

图 4-2-66 桌椅

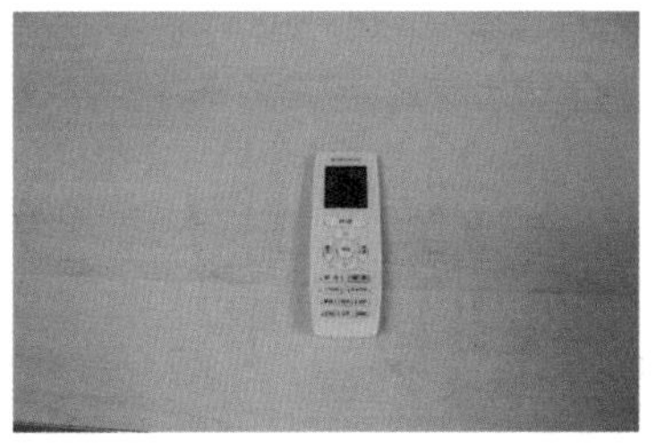

图 4-2-67 公用物品（遥控器等）

空调：活动室等公用区域的空调出风口保持清洁，应根据人员使用情况定期（每季度 1 次）对过滤网进行清洗消毒，若长时间不使用，使用前对出风口及过滤网进行清洗消毒（见图 4-2-68）。

文娱用品：活动室文娱活动用品每次使用后进行清洁消毒；若受到污染，随时清洁消毒（见图 4-2-69）。

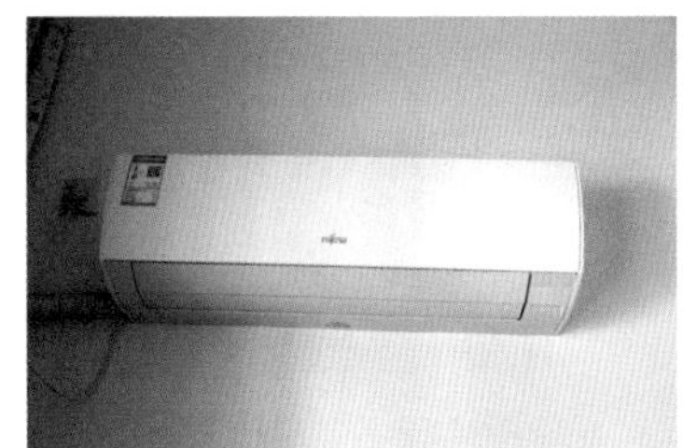

图 4-2-68 空调：出风口、过滤网需清洗消毒

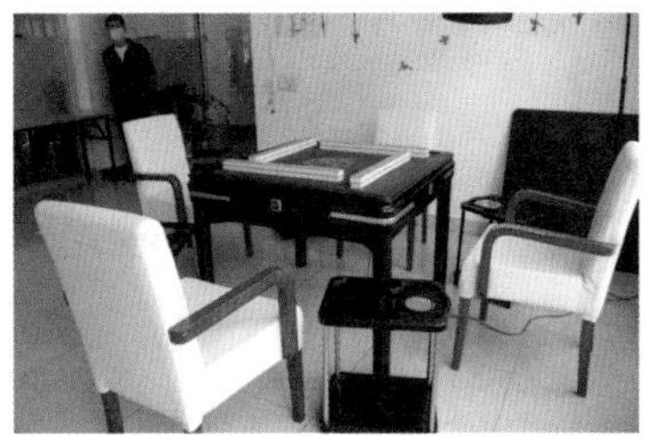

图 4-2-69 娱乐用品：使用后进行清洁消毒

（三）公共浴室

辅助椅：每天保持清洁，使用后及时擦拭消毒；若受到污染，随时清洁消毒（见图 4-2-70）。

花洒（如可取下）：若浴室每天开放使用，需要每天对花洒进行清洁消毒 1 次，如浴室定期开放，开放前保持清洁，使用后及时进行清洁消毒；若受到污染，随时清洁消毒（见图 4-2-71）。

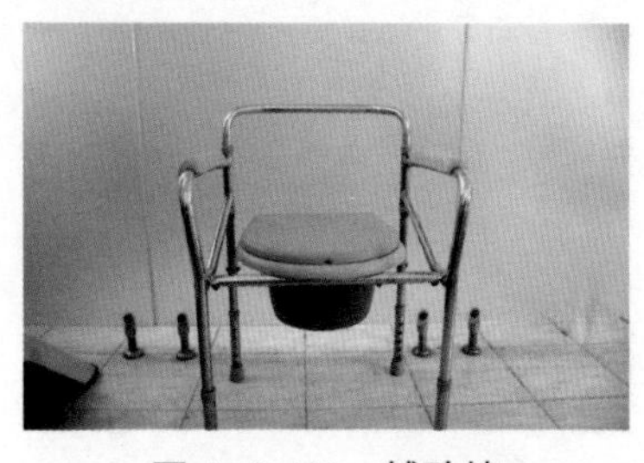

图 4-2-70　辅助椅

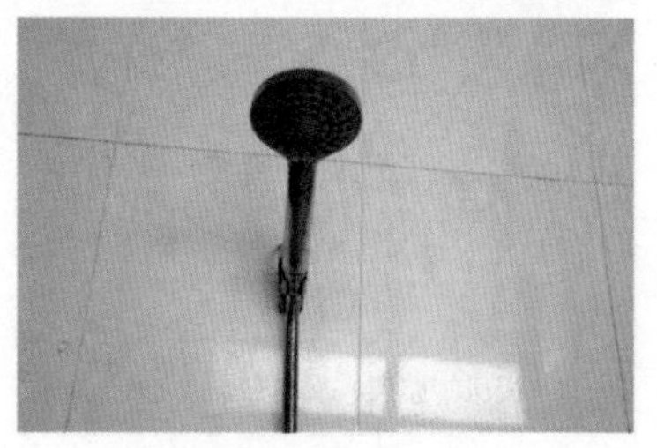

图 4-2-71　花洒柄

柜子或桌椅：经常使用或触摸的台面、椅子保持清洁，使用前后均开展消毒 1 次；若受到污染，随时清洁消毒（见图 4-2-72）。

开关：经常使用或触摸的开关保持清洁，每天擦拭消毒 1 次；若受到污染，随时清洁消毒（见图 4-2-73）。

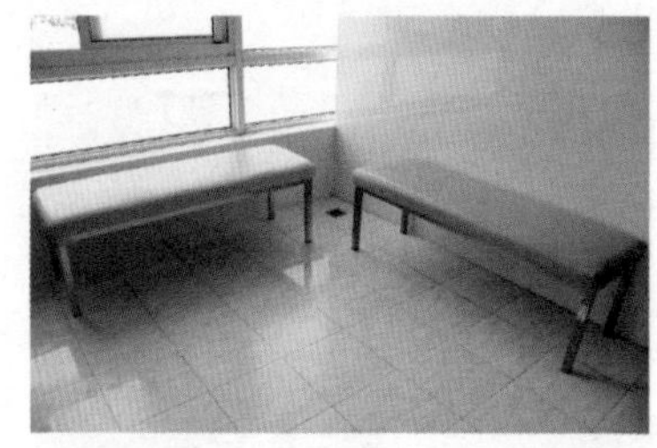

图 4-2-72　柜子或桌椅

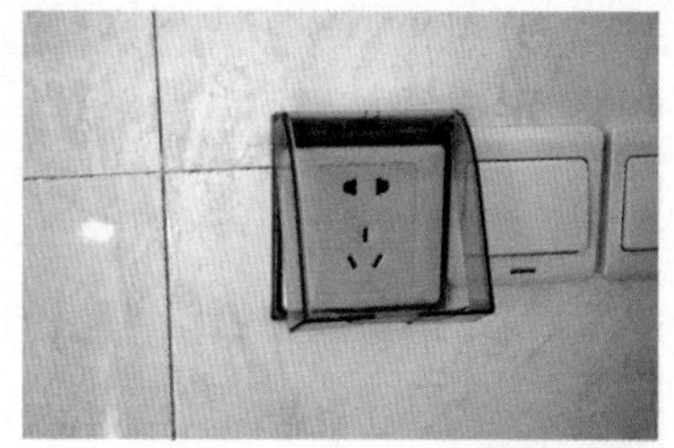

图 4-2-73　开关

装衣篓：衣篓每次使用后进行清洁消毒；如用于有传染病症状的老人，衣服装载需单独消毒并增加消毒剂量。

浴缸：每天保持清洁，使用前用流动水先冲刷清洁，老人每次使用后先清洁后进行擦拭或喷雾消毒，作用至规定时间后用流动水冲洗干净备用（见图 4-2-74）。

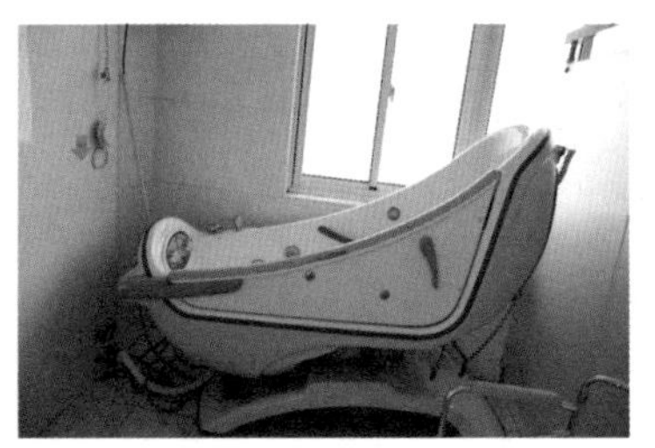

图 4-2-74 浴缸

（四）餐厅或各层备餐区

桌椅：餐厅经常使用的台面、椅子应保持清洁，每天消毒 1~2 次，餐后先清理台面，后用擦拭或喷雾消毒，作用至规定时间后，用清水去残留；若受到污染，随时清洁消毒（见图 4-2-75）。

饮水机：日常做好饮水机外表面的保洁工作。对饮水机按钮及出水口每天用 75% 酒精擦拭消毒（见图 4-2-76）。

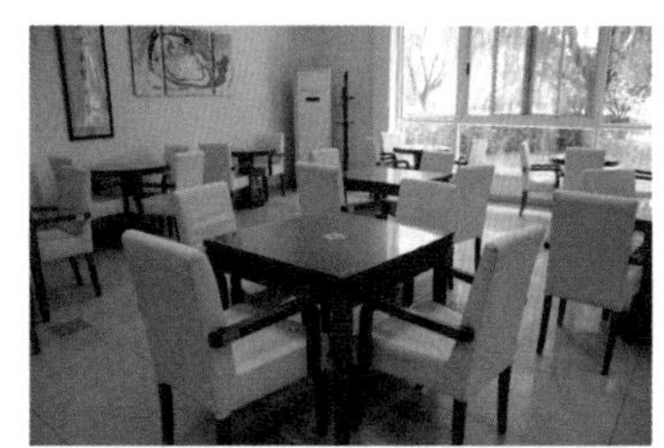

图 4-2-75 桌椅

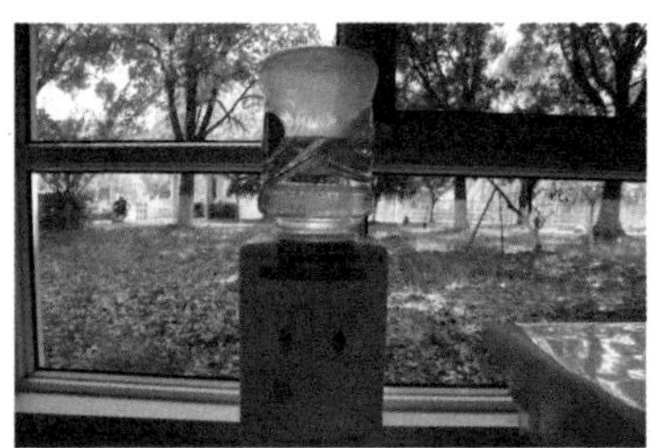

图 4-2-76 饮水机

微波炉：公用的微波炉每天对按钮进行清洁消毒 2 次；若受到污染，随时清洁消毒，微波炉内胆每次使用后及时擦拭，保持清洁，每周消毒 1 次（见图 4-2-77）。

冰箱：冰箱外经常接触的门把手每天保持清洁，根据冰箱使用频次每天对冰箱外表面进行清洁消毒 1 次。每天对公用冰箱内物品进行整理，及时清理过期食物，每月进行清洁消毒 1 次，如受到污染，随时对冰箱的内或外实施清洁消毒。

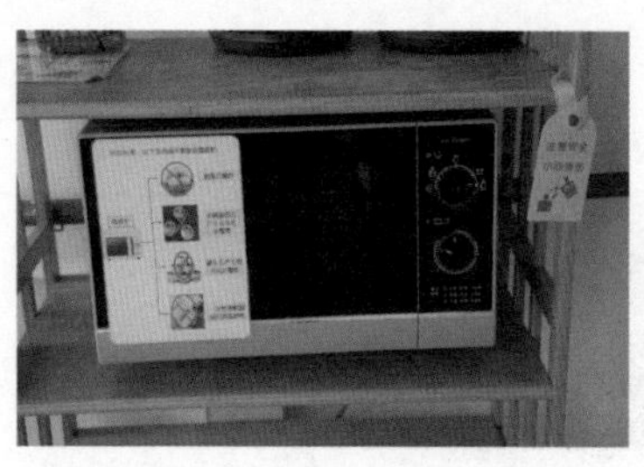

图 4-2-77　微波炉

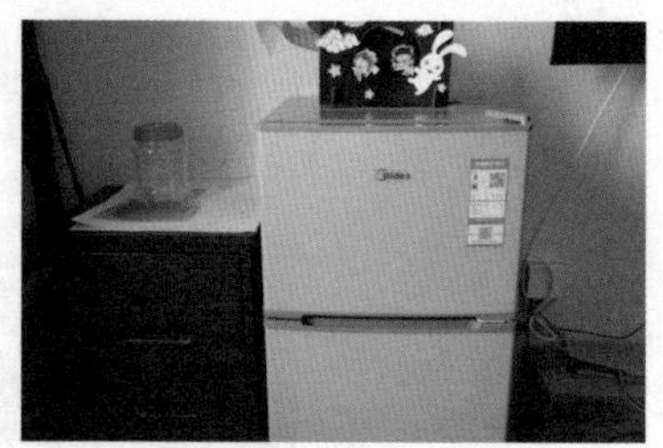

图 4-2-78　电冰箱

碎食机：每次用后清洁，内胆每天用沸水高温冲洗，主机外表面用 75% 酒精擦拭或用消毒湿巾擦拭消毒。

（五）医疗服务区

医疗用品（一人一用一消毒）：每次使用后均需要进行清洁消毒，尽可能使用一次性医疗用品（见图 4-2-79）。

白大褂：专人专用，每周进行一次清洗消毒；若受到污染，随时清洗消毒（见图 4-2-80）。

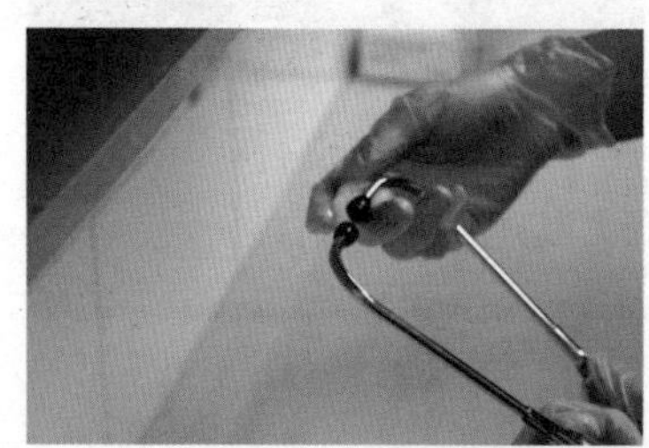

图 4-2-79 医疗用品

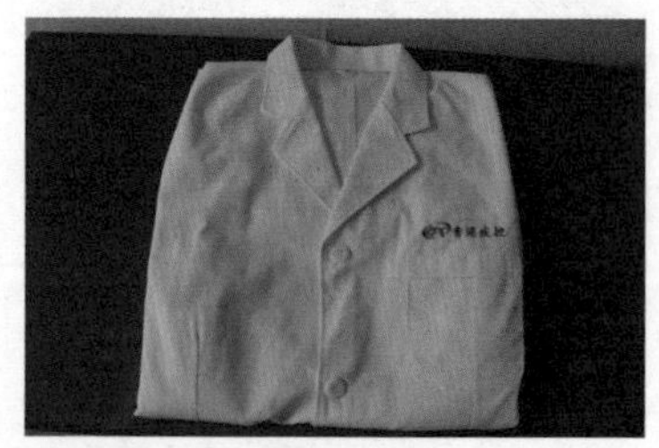

图 4-2-80 白大褂

桌椅或床：医务室的桌椅每天保持清洁，每天消毒 2 次，当有疑似感染性疾病病例使用后及时进行消毒；检查用床宜使用一次性床单用品，一人一用一换（见图 4-2-81）。

康复用具：经常保持清洁，如不使用可每周清洁消毒 1 次，如使用则每次使用后及时进行清洁消毒（见图 4-2-82）。

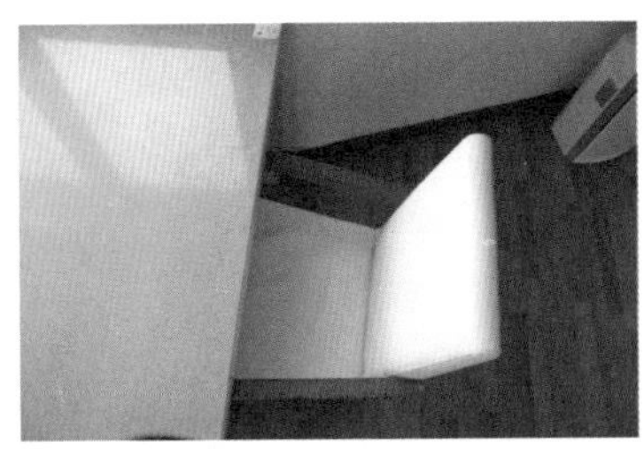
图 4-2-81 桌椅或床

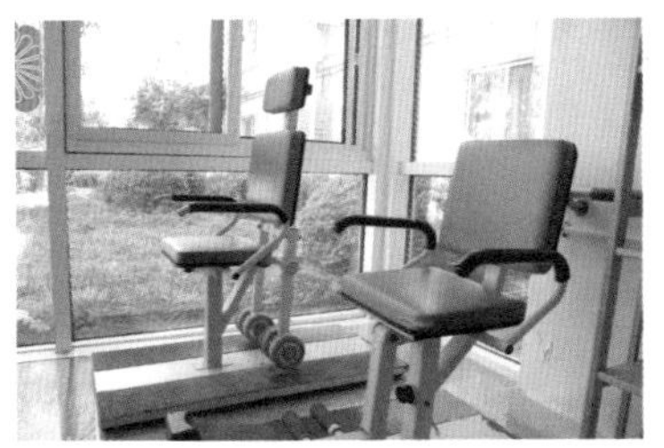
图 4-2-82 康复用具

### （六）电梯

电梯按键、扶手：无明显污染时每天保持清洁，每天消毒 1~2 次；若受到污染，随时清洁消毒（见图 4-2-83、图 4-2-84）。

电梯内地面每天保持清洁。

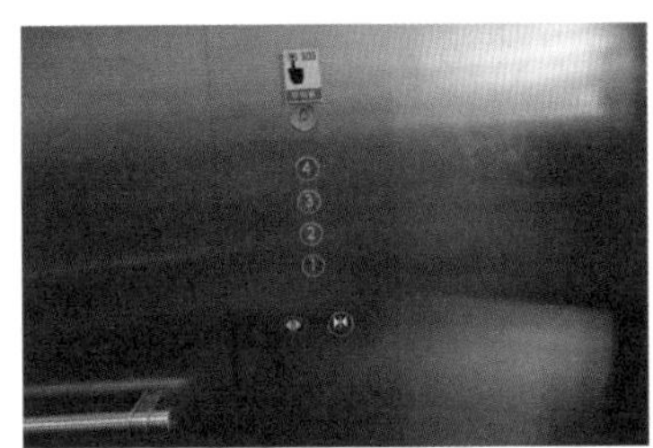
图 4-2-83 电梯按键

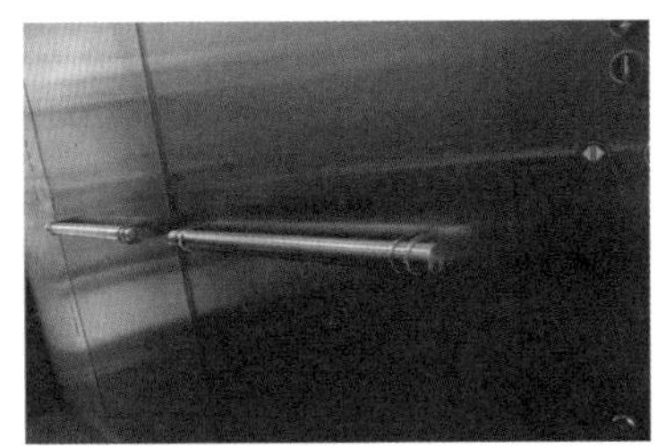
图 4-2-84 电梯扶手

### （七）老年人自助式洗衣房

装衣篓：衣篓每次使用后进行清洁消毒；如用于有传染病症状的老人，装载其衣服后及时进行单独消毒并增加消毒剂量。

洗衣机内壁及按钮：内壁每天使用后进行清洁，每周进行 1 次消毒；如用于有传染病症状的老人衣物清洗时，宜选用专用的洗衣机，应单独清洗，不与其他正常老人共用。并在使用后单独对洗衣机内壁实施消毒并增加消毒剂量。按钮保持清洁，每天用 75% 酒精或消毒湿巾擦拭消毒。

需分设内衣专用洗衣机，洗涤内衣宜采用高温清洗，对家用型洗衣机每天消毒1次，建议选用湿热清洗消毒机用于老年人内衣内裤的清洗消毒。

### （八）临终关怀室

设置相对独立区域，布局流程合理，分别设有进口及出口路线，遗体运送设有单独出口，人流及物流通道符合要求规定。

专人负责实施清洗消毒，遗体转运后应及时对该区域实施终末消毒，48 h后方可启用。

使用织物应按照医疗废弃物规范处置，对于需要重复使用的床垫、被褥、枕芯，尽量选用可清洗的产品，每次使用结束及时送织物清洗消毒间（中心）进行清洗消毒。

# 第五章

## 传染病管理

# 第一节　常见传染病防控要点

传染病防控措施包括传染病报告，以及针对传染源、传播途径和易感人群的综合性预防控制措施。养老机构中常见的传染病主要包括呼吸道、肠道和接触性传播传染病三类，根据不同类别，其防控措施有所不同，但均可从病例隔离治疗、密切接触者管理和消毒措施等几个方面着手。

## 一、呼吸道传播传染病

病例隔离治疗：疑似或已确诊有呼吸道传染性疾病的，但仍在养老机构内的老年人应实施单间隔离治疗，其餐饮具、衣物等物品单独清洗消毒及使用。居住的房间每天实施随时消毒，做好开窗通风。由固定人员在做好个人防护的情况下开展护理性照护。

密切接触者管理：曾与患病老人有密切接触的人员（如同住老人、护理人员等）开展医学观察。

消毒措施：对老人曾居住过的房间或曾活动过的公共场所实施终末消毒；对养老机构内其他公共场所加强预防性消毒，保证室内空气流通。必要时可以开展消毒过程评价与消毒效果评价。

其他措施：工作人员中出现病例时，待隔离期满、不具有传染性后，持有医疗机构出具的证明方可返工。

## 二、肠道传播传染病

病例隔离治疗：疑似或已确诊有肠道传染性疾病的，但仍在养老机构内的老年人应实施单间隔离治疗，其餐饮具、衣物等物品单独清洗消毒及使用。居住的房间每天实施随时消毒，做好开窗通风。按照呕吐物污染物处置要求规范处置老人的呕吐物、腹泻物以及被污染的物品和场所；由固定人员在做好个人防护的情况下开展护理性照护。

密切接触者管理：曾与患病老人有密切接触的人员（如同住老人、护理人员等）开展医学观察。

消毒措施：对老人曾居住过的房间或曾活动过的公共场所实施终末消毒；对养老机构内其他公共场所加强预防性消毒，保证室内空气流通。必要时可以开展消毒过程评价与消毒效果评价。

其他措施：工作人员中出现病例时，待隔离期满、不具有传染性后，持有医疗机构出具的证明方可返工。对于患有细菌性痢疾、伤寒、副伤寒、诺如病毒感染性腹泻等肠道传染性疾病的重点工作人员（食堂、护理等），待症状消失，隔离期满，并完成相应病原检测阴性方可返工。养老机构内应加强饮食、饮水卫生管理，加强工作人员的手卫生等防病宣教。

## 三、接触性传播传染病

病例隔离治疗：患病老人单间隔离治疗（或遵医嘱住院治疗），如就医等确需外出时须戴手套，不直接接触外环境物体表面；患者使用餐饮具、衣被、毛巾、脸盆等物品需单独清洗消毒并专用；对于需要重复使用的非一次性物品应该专人专用，使用后单独消毒；专病专护，工作人员加强防护，严格执行手卫生。

密切接触者管理：曾与患病老人有密切接触的人员（如同住老人、护理人员等）开展医学观察。

消毒措施：对于患者居住的房间依据接触传染性疾病的性质来采取消毒除虫等控制措施，对于养老机构内公共活动区域环境、物体表面加强预防性消毒。出现急性出血性结膜炎等经水传播疾病时，暂停使用公共浴室、洗脸池、游泳池、理发店等设施；及时妥善处置患病老人产生的生活垃圾。出现疥疮主要是对患者衣服、被褥等织物采取高温清洗消毒，对居住环境及物表等区域采取灭螨虫措施，及时处置患者产生的生活垃圾。

其他措施：工作人员中出现病例时，待隔离期满、不具有传染性后，持有医疗机构出具的证明方可返工。工作人员更衣室、浴室等生活区域和办公室、会议室等工作区域，采取消毒、除虫等综合措施后及时开窗通风，保持室内干燥。

## 第二节　常见传染病消毒要求

当养老机构内发生传染病时，应根据具体传染病的传播途径，按照 GB19193—2020《疫源地消毒总则》和最新有关传染病的防控方案与指南开展消毒工作。在当地社区卫生服务中心专业人员指导下，由经过专业培训的养老机构卫生人员负责或聘请有资质的第三方消毒公司，及时对病原体可能污染的环境和物品开展终末消毒。传染病消毒所使用的消毒剂应符合 GB27953—2020《疫源地消毒剂通用要求》。

# 第三节　常见传染病消毒流程



## 一、范围和对象确定

当养老机构发生传染病时，应根据患者的活动区域和接触物品，确定现场消毒的范围和对象。

## 二、消毒措施

### （一）随时消毒

指有传染源存在时对其排出的病原体可能污染的环境和物品及时开展的消毒措施。

在有人的情况下，以采用擦拭或拖拭消毒为主，不建议采用喷雾消毒。病例隔离的场所可采取排风（包括自然通风和机械排风）措施，保持室内空气流通。每日通风 2~3 次，每次不少于 30 min。也可采用循环风空气消毒机进行空气消毒。无人情况下还可用紫外线灯对空气进行消毒，用紫外线消毒时，可适当延长照射时间至 1h 以上。

工作人员在工作结束后应进行手卫生。

### （二）终末消毒

指传染源离开疫源地后进行的彻底消毒。如病例转移到隔离房间或病例康复后，对其居住房间及使用的物品进行终末消毒。包括：室内空气、地面、墙壁等环境表面，桌、椅等家具表面，开关、门把手等高频接触部位，病例使用的餐（饮）具、衣服、被褥等。

消毒程序：

（1）消毒人员首先核对病例姓名是否符合，了解发病日期、居室、活动场所及日常接触使用的物品等情况，并以此确定消毒的对象、范围及方法。

（2）消毒前应穿戴隔离衣、帽、口罩、手套等个人防护用品，了解污染情况，划分清洁区和污染区，禁止无关人员进入消毒区内，并按面积或体积、物品多少计算所配制的消毒药物量，并注意所用药物有效成分及含量，保证配制药物的有效浓度。

（3）消毒前，应先关闭门窗，告知贵重物品收纳好。

（4）病例使用的便器、痰盂、痰杯和日常生活用品如食具，应严格进行消毒。其他如毛巾、抹布、牙刷类物品经过消毒后以医疗废弃物处置。

（5）消毒顺序：应按先外后内、先上后下，先污染轻的房间后污染严重的场所，依次对门、地面、家具、墙壁等进行喷雾消毒；如为呼吸道传染病，应重点做好空气消毒。

（6）应对公用走廊、楼梯等区域进行消毒。

（7）消毒工作结束后，应将所有的消毒工具进行消毒清洗，然后依次脱下隔离衣、帽、口罩、手套等，（按照第一章第四节）规范脱卸个人防护用品（或其他防护用具）；消毒后 1h 工作人员开窗通风，必要时用清水擦拭物体表面，去除消毒剂残留。

# 第六章

## 消毒效果监测

# 第一节　杀菌因子强度（浓度）测定——紫外线

## 一、监测方法

### （一）紫外线辐照计测定法

开启紫外线灯 5 min 后，将测定波长为 253.7 nm 的紫外线辐照计探头置于被检紫外线灯下垂直距离 1 m 的中央处，待仪表稳定后，所示数据即为该紫外线灯的辐照强度值（见图 6-1-1）。

### （二）紫外线强度指示卡监测法

开启紫外线灯 5 min 后，将指示卡置于紫外灯下垂直距离 1m 处，有图案一面朝上，照射 1 min（紫外线照射后，图案正中光敏色块由乳白色变成不同程度的淡紫色），观察指示卡色块的颜色，将其与标准色块比较，读出照射强度（见图 6-1-2）。

## 二、结果判定

普通 30 W 直管型紫外线灯，新灯辐照强度 $\geqslant 90\ \mu W/cm^2$ 为合格；使用中紫外线灯辐照强度 $\geqslant 70\ \mu W/cm^2$ 为合格；新 30W 高强度紫外线灯的辐照强度 $\geqslant 180\ \mu W/cm^2$ 为合格。

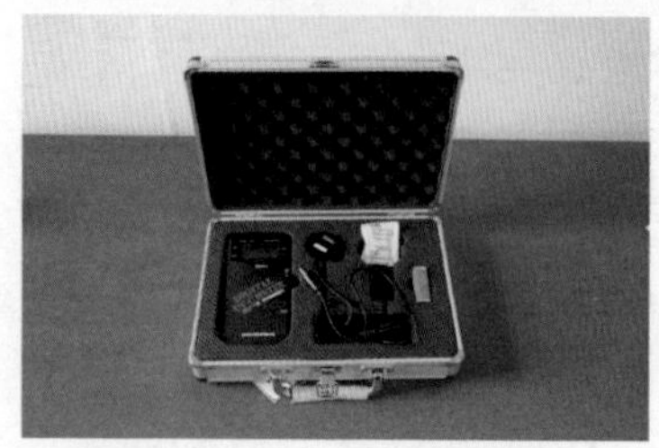

图 6-1-1　紫外线辐照计

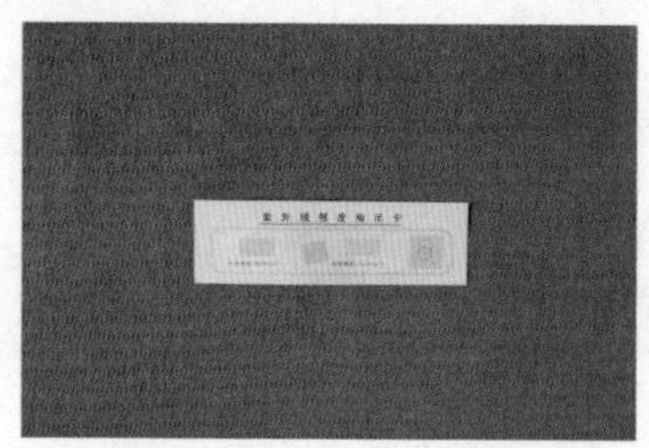

图 6-1-2　紫外线指示卡

## 三、注意事项

测定时电压 220V ± 5V，温度 20~25℃，相对湿度 < 60%，紫外线辐照计必须在计量部门检定的有效期内使用；指示卡应取得卫生许可批件，并在有效期内使用。在进行紫外线辐照强度监测时，室内不得有其他无关人员。监测人员需要做好个人防护，如佩戴防紫外线防护眼镜。

# 第二节　空气监测

## 一、监测用具

监测用具包括普通营养琼脂平板(直径 9 cm)、采样箱、记号笔、标签纸、一次性隔离衣、一次性医用口罩和帽子、一次性乳胶手套等（见图 6-2-1、图 6-2-2）。

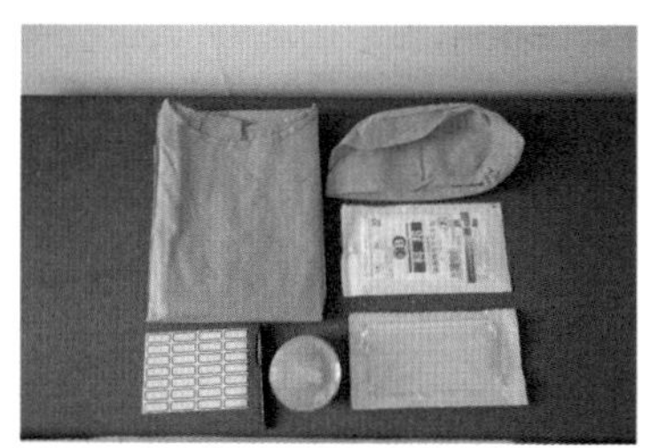

图 6-2-1　监测用具

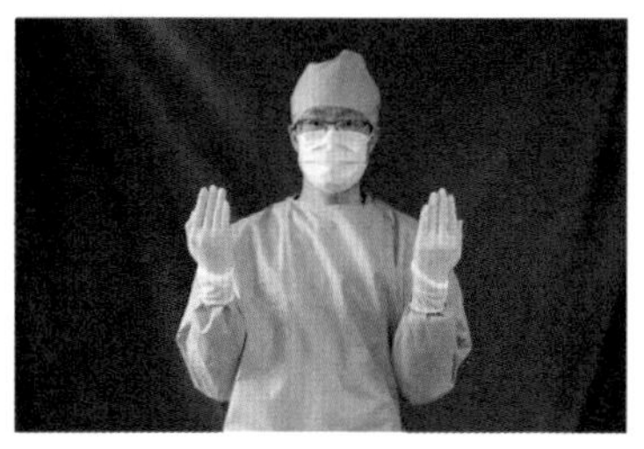

图 6-2-2　个人防护用品

## 二、监测方法

### （一）布点方法

在动态下进行，室内面积不超过 30 $m^2$，以门为一点在对角线上设里、中、外 3 点，里外点位置距墙 1 m（见图 6-2-3）。室内面积超过 30 $m^2$，设东、西、南、北、中 5 点，周围四点距墙 1m 以上（见图 6-2-4）。

### （二）采样方法

将含营养琼脂、直径为 9 cm 的平皿置于采样点距离地面 1.2~1.5 m 高度，避开空调、门窗等空气流通处，打开平皿盖，使平皿在空气中暴露 5 min，盖上皿盖（见图 6-2-5）。

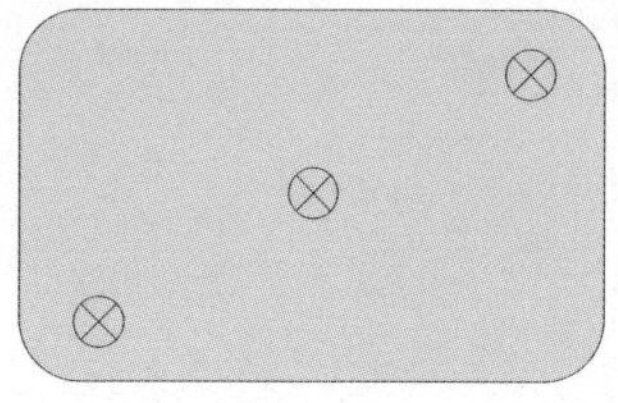

图 6-2-3　布点方法 1

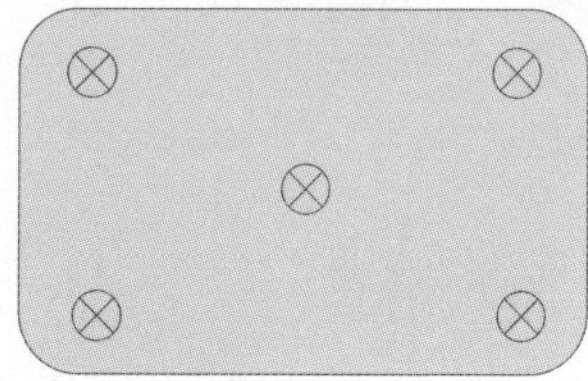

图 6-2-4　布点方法 2

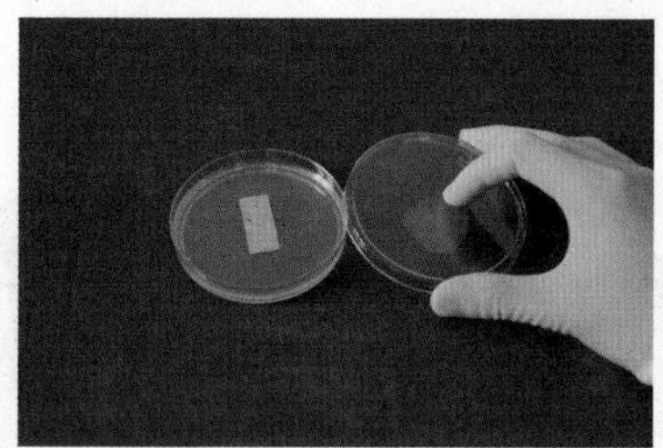

图 6-2-5　采样方法

# 第三节　物体监测



## 一、监测用具

监测用具包括采样箱、无菌采样液、一次性无菌采样棉签、一次性隔离衣、一次性医用口罩和帽子、一次性乳胶手套、规格板、酒精灯、打火机、记号笔、采样记录单等（见图 6-3-1、图 6-3-2）。

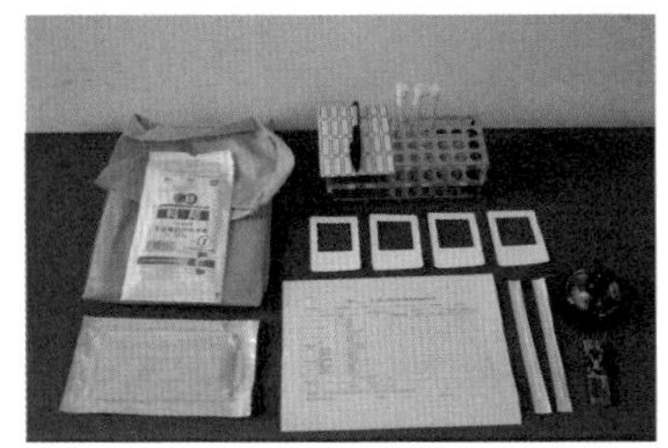

图 6-3-1　监测用具

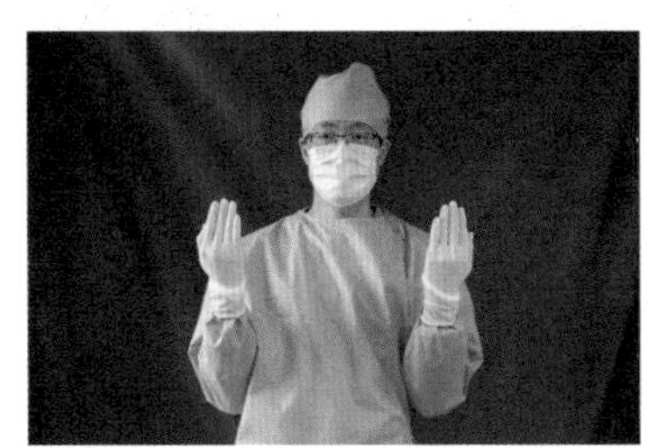

图 6-3-2　个人防护用品

## 二、监测方法

（1）物体被采表面 <100 $cm^2$，取全部表面；被采表面 ≥ 100 $cm^2$，取 100 $cm^2$。

（2）用 5 cm × 5 cm 的标准灭菌规格板，放在被检物体的表面（见图 6-3-3）。

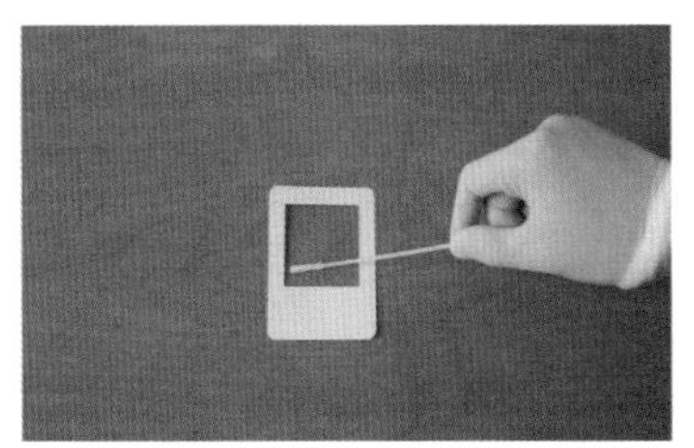

图 6-3-3　标准灭菌规格板

（3）用浸有无菌生理盐水采样液的棉拭子 1 支，在规格板内横竖往返各涂抹 5 次，并随之转动棉拭子，连续采样 1~4 个规格板面积，拗断或剪去手接触部分，将棉拭子放入装有 10 ml 采样液的试管中送检（见图 6-3-4~ 图 6-3-7）。

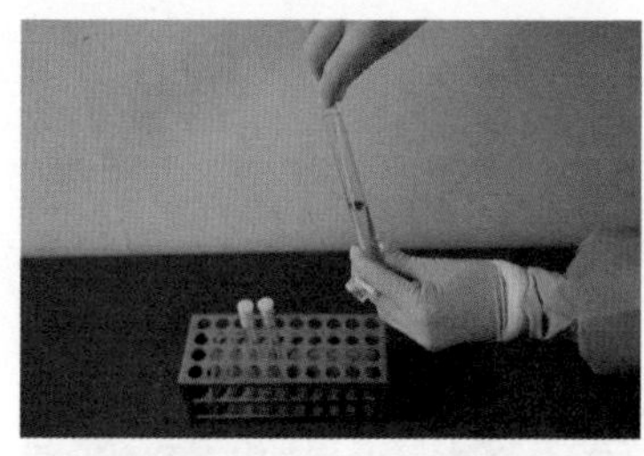

图 6-3-4　棉拭子用无菌生理盐水浸湿

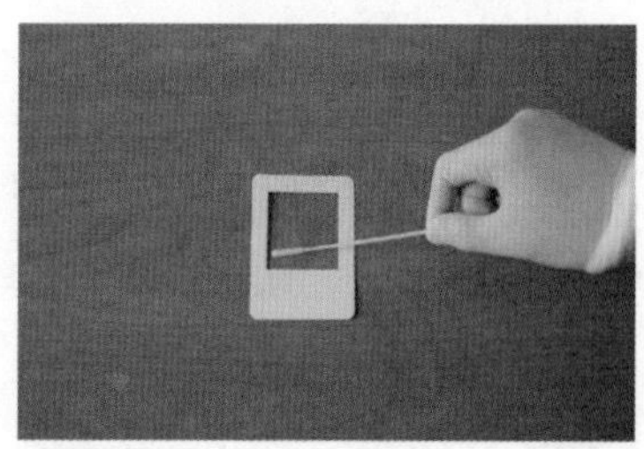

图 6-3-5　棉拭子在规格板内涂抹

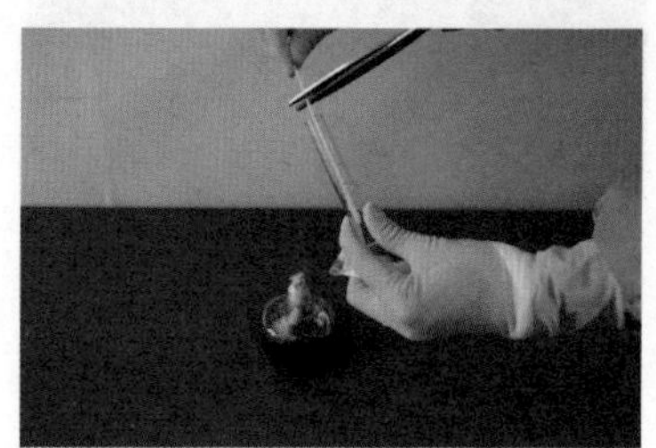

图 6-3-6　剪去手接触部分

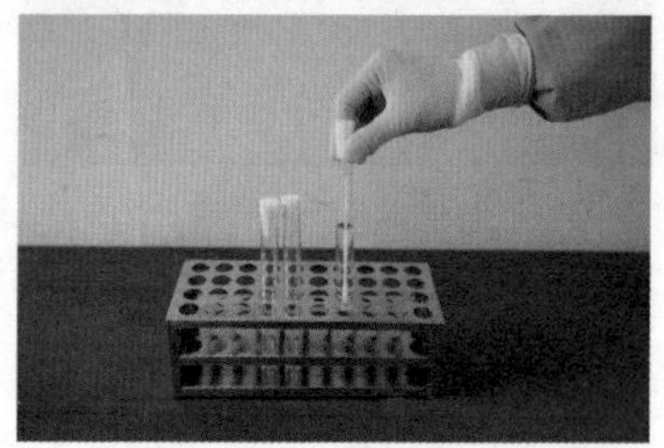

图 6-3-7　棉拭子放入试管后送检

（4）门把手、水龙头等小型物体表面则采用棉拭子直接涂抹物体的方法采样（见图 6-3-8、图 6-3-9）。

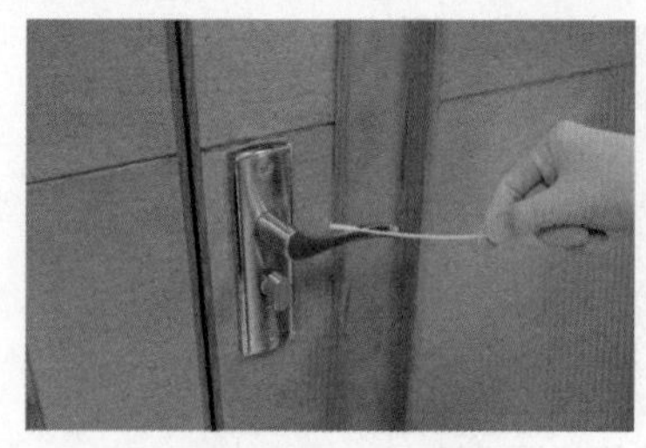

图 6-3-8　门把手

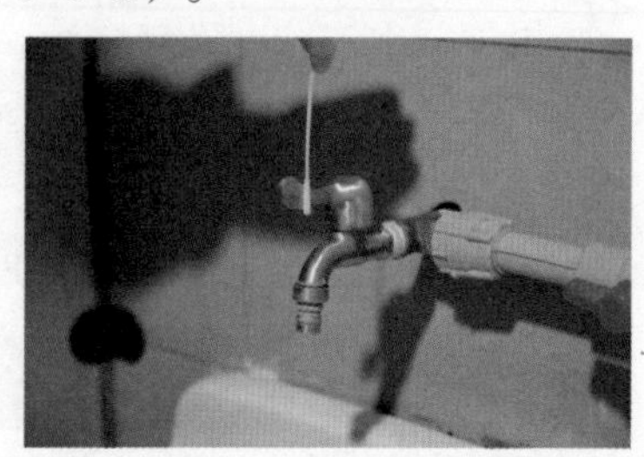

图 6-3-9　水龙头

（5）若采样物体表面有消毒剂残留，采样液应含相应中和剂（见图 6-3-10）。

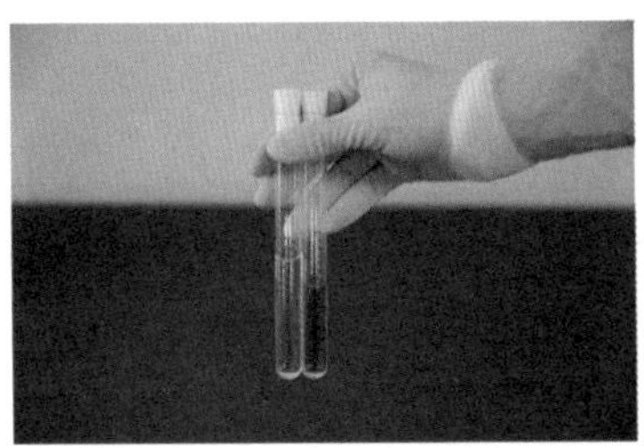

图 6-3-10　采样液（左：未含中和剂；右：含中和剂）

# 第四节　手卫生监测

## 一、监测用具

监测用具包括采样箱、无菌采样管、一次性无菌采样棉签、一次性隔离衣、一次性医用口罩和帽子、一次性乳胶手套、酒精灯、打火机、记号笔、采样记录单等（见图 6-4-1、图 6-4-2）。

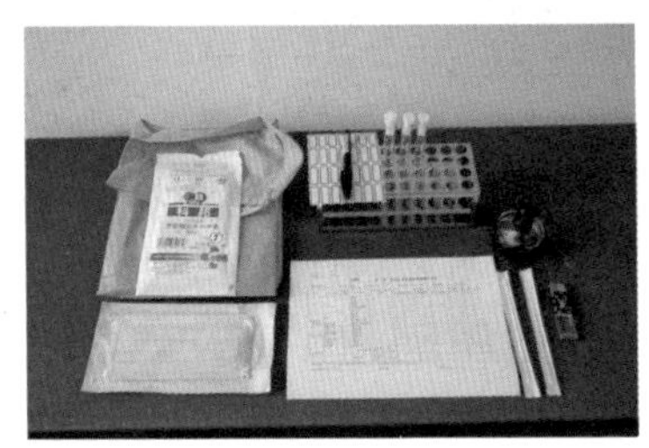

图 6-4-1　监测用具

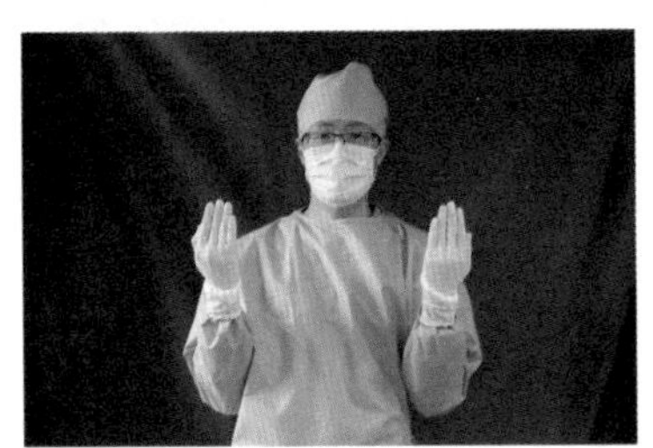

图 6-4-2　个人防护用品

## 二、监测方法

（1）在清洁或消毒处理后、从事护理等工作前采样（见图6-4-3）。

（2）被检者双手五指并拢，用浸有含相应中和剂的无菌洗脱液浸湿的棉拭子在双手指曲面从指根到指端往返涂擦2次，一只手涂擦面积约30 $cm^2$，涂擦过程中同时转动棉拭子（见图6-4-4、图6-4-5）。

（3）将棉拭子接触操作者的部分拗断或剪去，投入10 ml含相应中和剂的无菌洗脱液试管内，及时送检（见图6-4-6、图6-4-7）。

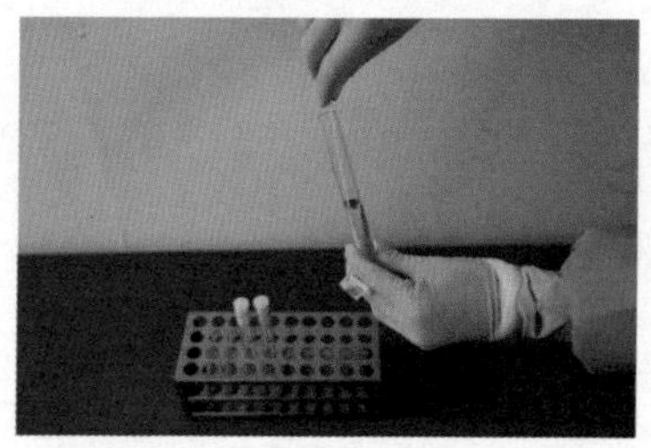

图6-4-3　棉拭子用相应无菌洗脱液浸湿

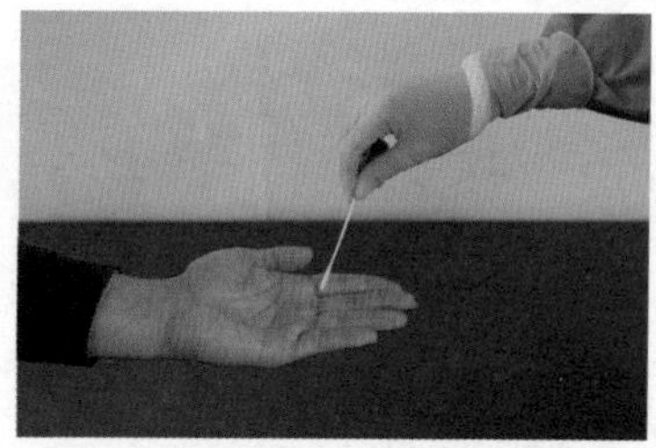

图6-4-4　棉拭子在双手指曲面涂抹（指根）

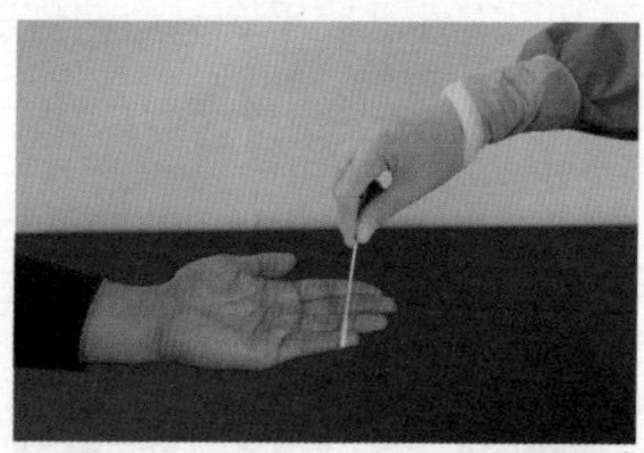

图6-4-5　棉拭子在双手指曲面涂抹（指端）

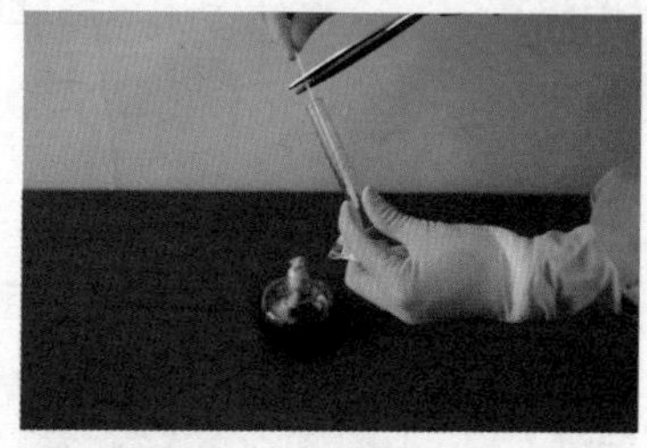

图6-4-6　剪去手接触部分

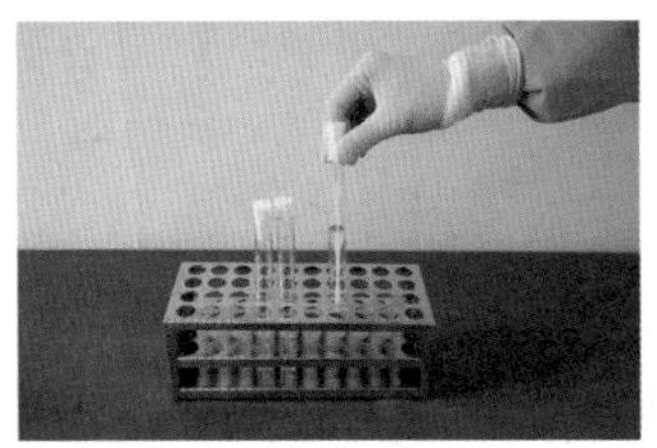

图 6-4-7　将棉拭子放入试管

注意：考虑到大多数养老服务机构无法完成监测工作，监测工作可委托具备资质的第三方监测服务机构。

# 附表1　养老机构常见传染病

| 疾病 | | 传染源 | 传播途径 | 潜伏期 |
|---|---|---|---|---|
| 肠道传染病 | 细菌性痢疾 | 病例和带菌者为主要传染源 | 主要以粪－口为主要传播途径 | 数小时～7天，常见1～4天 |
| | 伤寒 | 病例和带菌者 | 经水、食物是主要传播途径；也可经日常生活接触、生物媒介传播 | 伤寒3～42天，平均14天； |
| | 副伤寒 | | | 副伤寒2～15天，平均8～10天 |
| | 甲肝 | 急性期病例和亚临床感染者 | 主要是粪－口途径，通过日常生活接触、经水、经食物三种方式传播 | 14～49天，平均28～30天 |
| | 戊肝 | 急性期病例和亚临床感染者 | 主要是粪－口途径，经水、食物传播为主，也可经日常密切接触传播 | 14～60天，平均40天 |
| | 诺如病毒感染性腹泻 | 主要是病例、隐性感染者及健康携带者 | 人传人、经食物和经水传播 | 12～72h，常见24～48h |

流行特点和隔离管理要求

| 传染期 | 病例隔离期 | 接触者医学观察期 |
|---|---|---|
| 从发病开始就有传染性，一般症状消失后 1 ~ 2 周内停止排菌 | 急性病例隔离治疗；重点行业人员经过全程治疗，症状消失后两次粪便培养阴性可解除隔离；慢性病例访视管理，经治疗后连续三次（每次间隔 1 周）粪便培养阴性可解除访视管理 | 医学观察 7 天 |
| 潜伏期末到整个患病期间 | 退热后 2 周或停药 1 周后，有条件的地区可于退热后第 5 天和第 10 天作两次粪便培养，阴性，解除隔离 | 伤寒 14 天，副伤寒 10 天 |
| 潜伏期末至出现黄疸后 2 周或更长 | ①急性自发病 >30 天；②托儿机构 40 天 | 医学观察 45 天 |
| 潜伏期末至病后 2 周 | 病后 2 周 | 医学观察 45 天 |
| 发病后 1 ~ 3 天排放病毒量最大，传染性最强；病毒排放时间可长达 56 天 | 症状完全消失后 72 h；从事保育、食品从业和制水等的重点人员待症状消失后 72h 且实验室检测诸如病毒核酸检测阴性后方可复工 | 72h |

| 疾病 | | 传染源 | 传播途径 | 潜伏期 |
|---|---|---|---|---|
| 呼吸道传染病 | 流行性感冒 | 病例和隐性感染者是主要传染源 | 主要通过飞沫经呼吸道传播，也可经间接接触传播 | 数小时～4天，常见1–3天 |
| | 肺结核 | 活动性肺结核病例是主要传染源 | 空气传播（病例咳嗽、咳痰时排出的微滴是主要传播方式） | 初发4～12周，继发1～2年，常见数年 |
| 接触传染病 | 急性出血性结膜炎 | 病例是主要传染源 | 接触传播（眼→手/物/水→眼） | 数小时～48h，常见12～24h |
| | 疥疮 | / | 接触传播 | 2～4周 |

（续表）

| 传染期 | 病人隔离期 | 接触者医学观察期 |
|---|---|---|
| 病例出现症状前 1 天至后 5 天 | 退热后 2 天，或住院隔离一周 | 医学观察 7 天 |
| 从发病到抗结核治疗后痰液检查结果为阴性 | 家庭监护，必要时住院 | 可做肺结核筛查：症状筛查、结核感染检测和胸部影 |
| 发病后 1 ~ 2 周 | 7 ~ 10 天 | / |
| / | 单间隔离 | 使用硫磺皂洗手、洗澡，预防疥虫感染 |

# 附表 2　养老机构常见物品清洁消毒一览表

| 分类 | 消毒物品 | 卫生要求 | 消毒频次 | 消毒方法 |
| --- | --- | --- | --- | --- |
| 通风设备 | 室内空气 | 开窗通风每天2次，每次30min以上。 | / | 循环风空气消毒机、紫外线杀菌灯。不建议采用气溶胶、雾化或汽化实施空气消毒，如必须实施空气消毒可以聘请有资质的第三方消毒服务机构或消毒专业人员 |
| | 排风扇、风扇 | 保持清洁 | 每月 1 次 | 含氯消毒剂，100~250 mg/L（作用时间 10~30 min）<br>含溴消毒剂，200~400 mg/L（作用时间 15~20 min）<br>过氧化氢消毒剂，1%~3%（作用时间 2~30 min）<br>季铵盐类消毒剂，400~1200 mg/L（作用时间 5~20 min）<br>二氧化氯消毒剂，50~200 mg/L（作用时间 10~15 min）<br>选择规范化生产和管理的消毒剂，可参照产品说明书使用 |
| | 空调 | 保持清洁 | 换季第一次开启前清洁消毒 | 含氯消毒剂，100~250 mg/L（作用时间 10~30 min）<br>含溴消毒剂，200~400 mg/L（作用时间 15~20 min）<br>季铵盐类消毒剂，400~1200 mg/L（作用时间 5~20 min）<br>过氧化氢消毒剂，1%~3%（作用时间 2~30 min）<br>二氧化氯消毒剂，50~200 mg/L（作用时间 10~15 min）<br>选择规范化生产和管理的消毒剂，可参照产品说明书使用 |

（续表）

| 分类 | 消毒物品 | 卫生要求 | 消毒频次 | 消毒方法 |
| --- | --- | --- | --- | --- |
| 物体表面 | 地面 | 清洁、无水迹 | 每天 1~2 次 | 含氯消毒剂，250~500 mg/L（作用时间 10~30 min）<br>含溴消毒剂，200~400 mg/L（作用时间 15~20 min）<br>酸性氧化电位水，50~70 mg/L（作用时间 5~10 min）<br>过氧化氢消毒剂，1%~3%（作用时间 2~30 min） |
| | 公用区域桌椅 | 保持清洁 | 每天不少于 1 次 | 含氯消毒剂，100~250 mg/L（作用时间 10~30min）<br>含溴消毒剂，200~400 mg/L（作用时间 15~20 min）<br>季铵盐类消毒剂，400~1200 mg/L（作用时间 5~10 min）<br>过氧化氢消毒剂，1%~3%（作用时间 2~30 min）<br>二氧化氯消毒剂，50~100 mg/L（作用时间 10~15 min）<br>酸性氧化电位水，50~70 mg/L（作用时间 5~10 min）<br>乙醇，70%~80%，（作用时间 3 min）<br>选择规范化生产和管理的消毒剂，可参照产品说明书使用 |
| | 餐厅内桌椅 | 保持清洁 | 每天 1~2 次 | |
| | 扶手 | 保持清洁 | 卫生间扶手 1~2 次；床扶手每周 1 次 | |
| | 台盆、龙头 | 清洁、无水迹 | 每天不少于 1 次 | |
| | 浴缸、花洒 | 保持清洁 | 根据实际使用情况，使用后及时清洁消毒 | |
| | 便器坐垫 | 清洁无异味 | 每天清洁 1~2 次，消毒 1 次 | |

（续表）

| 分类 | 消毒物品 | 卫生要求 | 消毒频次 | 消毒方法 |
|---|---|---|---|---|
| | 开关按钮、遥控器等 | 保持清洁 | 每天 1~2 次 | 75% 酒精擦拭或消毒湿巾（作用时间 3 min）<br>季铵盐类消毒剂，400~1200 mg/L（作用时间 5~10 min）<br>酸性氧化电位水，50~70 mg/L（作用时间 5~10 min）<br>选择规范化生产和管理的消毒剂，可参照产品说明书使用 |
| | 电话机、键盘等 | 保持清洁 | 每天 1 次 | |
| | 电梯轿厢 | 保持清洁 | 每天 1~2 次 | 季铵盐类消毒剂，400~1200 mg/L（作用时间 5~10 min）<br>过氧化氢消毒剂，1%~3%（作用 2~30 min）<br>含氯消毒剂，100~250 mg/L（作用时间 10~30 min）<br>含溴消毒剂，200~400 mg/L（作用时间 15~20 min）<br>二氧化氯消毒剂，50~100 mg/L（作用时间 10~15 min）<br>酸性氧化电位水，50~70 mg/L（作用时间 5~10 min）<br>选择规范化生产和管理的消毒剂，可参照产品说明书使用 |
| 床上用品 | 床垫、被褥等 | 干净无异味 | / | 暴晒 4h 或床单位消毒机 |
| | 床单、被罩等 | 专人专用 | 每月 1~2 次 | 织物清洗消毒要求执行 |
| 餐饮具 | 餐具、口杯 | 一用一清洁消毒 | 随时（每次使用后） | 煮沸消毒，水沸开始计时，持续 15~30 min<br>蒸汽消毒柜消毒，不少于 20min，或按照产品说明书使用 |

（续表）

| 分类 | 消毒物品 | 卫生要求 | 消毒频次 | 消毒方法 |
| --- | --- | --- | --- | --- |
| 洗漱用具 | 毛巾 | 专用，干净无异味 | 每周1次 | 按照织物清洗消毒流程实施消毒或用以下消毒剂消毒：<br>含氯消毒剂，250 mg/L（作用时间10~30 min）<br>含溴消毒剂，500 mg/L（作用时间15~20 min）<br>酸性氧化电位水，100 mg/L（作用时间5~10 min） |
| | 面盆 | 专用 | 每周1次 | 含氯消毒剂，100~250 mg/L（作用时间10~30 min）<br>含溴消毒剂，200~400 mg/L（作用时间15~20 min）<br>酸性氧化电位水，50~70 mg/L（作用时间5~10 min）<br>过氧化氢消毒剂，1%~3%（作用时间2~30 min）<br>选择规范化生产和管理的消毒剂，可参照产品说明书使用 |
| 清洁用具 | 地巾、布巾 | 分类分色存放 | 每次使用后专区清洗消毒 | 高温清洗消毒（仅用于脱卸拖把）；<br>含氯消毒剂，250~500 mg/L（作用时间10~30 min）<br>含溴消毒剂，500~1000 mg/L（作用时间15~30 min）<br>季铵盐类消毒剂，1000~2000 mg/L（作用时间10~30 min）<br>选择规范化生产和管理的消毒剂，可参照产品说明书使用 |
| | 拖把 | 分类存放 | 每次使用后专区清洗消毒 | |
| | 桶 | 保持清洁 | 每次使用后清洗消毒 | 含氯消毒剂，250~500 mg/L（作用时间10~30 min）<br>含溴消毒剂，500~1000 mg/L（作用时间15~30 min） |

（续表）

| 分类 | 消毒物品 | 卫生要求 | 消毒频次 | 消毒方法 |
|---|---|---|---|---|
| 医疗用品 | 听诊器 | 一用一清洁消毒 | 随时（每次使用前后） | 75% 酒精擦拭或消毒湿巾（作用时间 3 min） |
| | 电子体温计 | 一用一清洁消毒 | 随时（每次使用前后） | 75% 酒精擦拭或消毒湿巾（作用时间 3 min） |
| | 水银体温计 | 一用一清洁消毒 | 随时（每次使用后） | 含氯消毒剂，1000 mg/L，第一道浸泡（作用时间 5 min）后第二道浸泡（作用时间 30 min） |
| | 压舌板 | 一用一清洁消毒 | 随时（每次使用后） | 煮沸消毒，水沸开始计时，持续 15~30 min<br>蒸汽消毒柜消毒，不少于 20 min |
| | | | | 含氯消毒剂，1000 mg/L（作用时间 30 min）<br>含溴消毒剂，1000 mg/L（作用时间 30 min）<br>过氧化氢消毒剂，1%~3%（作用时间 2~30 min）<br>选择规范化生产和管理的消毒剂，可参照产品说明书使用 |
| 康复用具 | 康复椅 / 仪器 | 一用一清洁消毒 | 每次使用后消毒 | 75% 酒精擦拭或消毒湿巾（作用时间 3 min）<br>季铵盐类消毒剂，400~1200 mg/L（作用时间 5~10 min）<br>过氧化氢消毒剂，1%~3%（作用时间 2~30 min）<br>酸性氧化电位水，50~70 mg/L（作用时间 5~10 min）<br>选择规范化生产和管理的消毒剂，可参照产品说明书使用 |

注：所有消毒产品均应按照产品说明书使用，在产品说明书适用范围之内，可参考该表中的浓度及时间。

# 参考文献

[1] 中华人民共和国国家卫生健康委员会.医务人员手卫生规范:WS/T313—2019[S/OL].(2019-11-26)[2023-6-5]. http://www.nhc.gov.cn/fzs/s7852d/201912/70857a48398847258ed474ccd563caec/files/2cbd30e67c52445098c8db23eed0af0b.pdf.

[2] 中华人民共和国卫生部.消毒技术规范（2002）[EB/OL].(2002-12-15)[2023-6-5]. http://cdcp.gd.gov.cn/zwgk/zcfg/flfg/content/post_3437295.html.

[3] 中华人民共和国国家卫生和计划生育委员会.WS/T535—2017医疗机构常用消毒剂现场快速检测方法[S/OL].(2017-8-11)[2023-6-5]. http://wsbz.nhc.gov.cn/wsbzw/upload/StandardLibrary/08cf901f55e348ec8d0605abef09a8c8.pdf.

[4] 中华人民共和国国家卫生和计划生育委员会. WS/T535—2016医疗机构环境物体表面清洁与消毒管理规范. [S/OL].(2016-12-27)[2023-6-5]. http://wsbz.nhc.gov.cn/wsbzw/upload/StandardLibrary/bb60fdf488f4491fb4c5dc3726722b00.pdf.

[5] 上海市市场监督管理局.DB31/T8—2020托幼机构消毒卫生标准.[S/OL].(2020-09-01)[2023-6-5]. http://www.shstyxh.com/fileserver/ueditor/jsp/upload/file/20200827/1598536544137064265.pdf.

[6] 胡必杰，高晓东，韩玲样，等.医院感染预防与控制标准操作规程（第2版）[M].上海：上海科技出版社，2019.

[7] 朱仁义，沈瑾，田靓.学校消毒隔离操作图解[M].北京：人民卫

生出版社，2021.

[8] 中华人民共和国国家卫生和计划生育委员会.WS/T511—2016经空气传播疾病医院感染预防与控制规范.[S/OL].（2016-12-27）[2023-6-5]. http：//wsbz.nhc.gov.cn/wsbzw/upload/StandardLibrary/0638f370e6094229bdb8eb4e72830135.pdf.

[9] 国家市场监督管理总局，国家标准化管理委员会.GB/T38504—2020《喷雾消毒效果评价方法》.[S/OL].（2020-03-06）[2023-6-5]. http：//c.gb688.cn/bzgk/gb/showGb?type=online&hcno=63620CECE811DE773847B9AC79E9006E.

[10] 朱建福，任旭铭，范建成,等.超低容量喷雾技术在旅客列车上的应用[J].现代预防医学.2007，21：4085-4086.

[11] 钱万红，王忠灿，吴光华.消毒杀虫灭鼠技术[M].北京：人民卫生出版社，2008.

[12] 刘艳兰.循环风空气消毒机在门诊采血室中的空气消毒效果[J].现代仪器与医疗，2022，28(05)：10-13.

[13] 国家质量监督检验检疫总局，国家标准化管理委员会.GB27952—2020《普通物体表面消毒剂通用要求》[S/OL].（2020-4-9）[2020-11-1]. http://down.foodmate.net/standard/sort/3/75343.html

[14] 冯子健.传染病突发事件处置[M].北京：人民卫生出版社，2017.

[15] 康来仪，董柏青，陈直平，等.实用传染病防治[M].3版.北京：学苑出版社，2010.

[16] 王湘.重症病房13例疥疮感染的调查与控制[J].天津护理，2021，29（1）：78.

[17] 张颖，杜培伟，许婵华，等.疥疮感染防控策略和思考[J].中国疗养医学，2018，27（9）：931-932.

[18] 陈静，饶立歆，肖筱，等. 上海市部分养老机构结核病防控相关措施实施情况调查[J].中国防痨杂志，2022，44（6）：617-624

[19] 潘启超，谢青，张文宏. 认识肝炎 · 知行合一[M].上海：上海科学技术出版社，2017.

[20] 上海市卫生健康委员会.上海市诺如病毒感染性腹泻防控方案（2023版）.关于做好近期本市新冠病毒感染等重点传染病防控工作的通知，沪卫疾控[2023]12号.

[21] 沈鑫，沙巍.肺结核病诊断与治疗[M].上海：上海科学技术出版社，2023.

[22] 王陇德.现场流行病学理论与实践[M].北京：人民卫生出版社，2005.

[23] 中华人民共和国国家质量监督检验检疫总局，中国国家标准化管理委员会.GB19193—2015《疫源地消毒总则》.[S/OL].（2015-6-2）[2016-1-1]. http://www.nhc.gov.cn/wjw/s9488/201507/d69be0f22bf24f2880d26974ec0111a7.shtml

[24] 上海市疾病预防控制中心.上海市诺如病毒感染性腹泻消毒技术规范（2019版）.沪疾控传防〔2019〕166号.

[25] 上海市室内环境净化行业协会.T/SICCA009—2020过氧化氢雾化消毒机[S/OL].(2020-8-11)[2020-8-18]. http://www.360doc.com/content/21/0307/20/73784678_965678329.shtml.

[26] 十四届全国人大常委会.《中华人民共和国传染病防治法（修订草案）》.[EB/OL].(2023-10-25)[2023-11-05].http://www.npc.gov.cn/flcaw/userIndex.html?lid=ff8081818b2884d0018b60be1a2c5b50.

[27] 国家市场监督管理总局，国家标准化管理委员会.GB28234—

2020酸性电解水生成器卫生标准.[S/OL].（2020-07-23）[2021-08-01].https://openstd.samr.gov.cn/bzgk/gb/newGbInfo?hcno=978F002C3B195DBC4D66124B6A9C6701.

[28] 中国卫生监督协会. T/WSJD22—2022次氯酸消毒剂生成器卫生标准.[S/OL].（2022-09-30）[2022-11-01].http://down.foodmate.net/standard/yulan.php?itemid=124138.

[29] 李兰娟，任红. 传染病学[M].8版.北京：人民卫生出版，2017.